U0130527

中醫新論綱要

用現代人的語言和思維習慣闡釋中醫

【證名】

【徵候】

【藥物】

【方劑】

【醫案】

梁小铁　赵洪钧

大公報出版有限公司

序言

我与中医有缘。外祖父是汕头名中医，舅父有家传底蕴在香港行医。笔者少年时体弱多病，常由舅父开方治愈。母亲在家中间或也背些汤头诀之类的中药知识，耳濡目染之下，从小就对中医药颇有些兴趣。不过，舅父一家八口，日子过得殷实，但子女中无一人继承中医家业，明白无误地折射出中医在现代社会中的困境。

笔者今年加入"古来稀"之行列，回首过往超过半个世纪的打拼，颇有些像"盲头乌蝇"一般到处乱飞乱闯，虽然基本上是一事无成，却仍自觉颇为幸运。我常跟朋友说，我的头 1/4 人生在香港度过，第 2 个 1/4 在美国，第 3 个 1/4 人生开始于上海。幸运之处在于，我身处此三地的时刻，都是当地社会经济处于蓬勃发展的上升时期。一个处在上升期的社会经济环境所带来的能量与机会，个人身处其中可能不易察觉，但若放在整个世界中与不同的地方比较，命运之巨大差异就会变得显而易见，况且我还像接力赛般连续经历了 3 次。

贯穿这三段 1/4 人生经历中，自觉最重要的成长莫过于专业技能和精神的养成。我父母那一辈，虽然也是从事某一职业几十年，但那个时代，能够称得上专业的，已经是上层社会的事，社会上大部分人的专业精神和意识，基本上是处于没有与薄弱之间。20 世纪末出现的高科技，专业意识更被提升到"零失误"的境界。就我个人来说，专业技能和精神的养成，当然主要是我人生的第二个 1/4 阶段，在美国从事芯片研发工作的结果。

芯片是 20 世纪下半期最伟大的技术成就，是当今电脑手机互联网等一切软硬件应用的基础和核心。芯片行业有一条人尽皆知的摩尔定律，说在相同面积的芯片上，可集成的晶体管数量每 18 个月就翻一番。而这个世界的一条普遍规律是，每当规模的放大或缩小达到一定的数量级后，原来可以忽视的某些次级甚至是三级效应，就会成为不可忽视的因素需要解决 — 一个简单例子就是，轮船飞机不能只从纸折的船机放大而来。在从芯片设计到晶圆制造到测试封装的整条产业链上，专注于每个技术环节的企业，都以摩尔定律作为指引，制定未来几年的技术发展目标，以免掉队而被淘汰。摩尔定律从 1965 年被提出到现在已经超过半世纪，电子元件的微型化与集成成为当代生产力提高的主要来源，建基于其上的信息技术产业，也因此取代了之前几个世纪的汽车钢铁产业，成为现代经济发展的首要动力。

摩尔定律所捕捉到的力量，可从一块集成电路上晶体管数量的变化中感受到。1959 年问世的第一块集成于硅晶片上的电路只有十来个晶体管，到几年前使用 16 纳米光刻工艺制造出来的芯片，晶体管数量已达到万亿级。

如此规模、持续超半个世纪的生产力提升是如何实现的？在芯片设计领域，人们早在上世纪 90 年代就总结出 3 大招：提高抽象能力

（higher-level abstraction），元件库的重复使用（library reuse），和自动化（automation）。这三大招中除第一招在芯片行业有特殊含义外，其他两招其实不仅适用于芯片行业，甚至可以说无论是对个人、企业，乃至所有行业，都是适用的。笔者人生中最具“生产力”的几十年，恰好是芯片和信息产业爆炸式增长发生的年代，而且是亲身参与其中。以我成长的环境经历，能够搭上芯片发展这班车，这是我的幸运感的重要来源。

首两段人生经历使我对事物形成超出一般所谓三观以外的想法，是本书所呈现给读者的许多独特观点，如对传统三哲理的技术内涵，进而对以“形上为道、形下为器”为核心的传统思维本质，及其与中国人的民族性格关系之解读，中医药应如何融入现代社会，向科技导向转型等一系列论述的视角来源。

笔者常常自觉十分幸运的第三个感受源，是在临近退休、选定中医药作为往后人生探索目标之后不久，不仅中医药两个重要研究的成果刚好先后发表，成为本书内容和观点的重要来源和根据，更重要的是遇到赵老并承蒙不弃接纳笔者为弟子，因而让我能在浩瀚无际的中医文献中，迅速找到能经得住现代常识检验的中华医道主体，指引我这 15 年来的中医药之旅无须走过任何弯路。

如前所述，笔者常感此生相当幸运，也因此常怀感恩之心。除父母外，我特别需要感恩的对象有二，一是指导我中医研究的赵老，二是给予我种种机会的这个伟大时代。就前者而言，我希望本书能为赵老所阐发的中华医道扮演放大器的角色。至于后者，这个时代最重要的特征，就是中华民族借全球化之机全面复兴，我的际遇离不开这个时代背景。我希望本书和网站工具，既是对养我育我的中医药以至中华文化的回报，也能为当今外国人学汉语热潮所折射的了解中国之需求，从一个独特的中医药视角，提供对中华民族的思维模式和民族性格一些从 0 到 1 的认识。

小 铁

2024 年 5 月 · 珠海

目录

绪言

2016 年底，《中华人民共和国中医药法》经十二届全国人大常委会第二十五次会议表决通过，于 2017 年 7 月 1 日正式实施。除了中医界一贯强调的经典传承外，国家支持和鼓励中西医结合、中医药科研和技术创新等内容都写进了法律。另外，国家主席习近平在 2015 年 12 月 18 日致中国中医科学院成立 60 周年的贺信中，对中医界提出“推进中医药现代化，推动中医药走向世界”的殷切期望。

虽然中医科研、中医药现代化在过去几十年可以说一直是现在进行式，但中医药知识体系，尤其是框架结构，如果以中医药大学的教科书为标杆，则可以说过去三四十年基本上无大变化。传统中医药被解读成建基于哲理主导的知识体系，因而与建基于科学实验、逻辑推理的现代教育体系格格不入。这就像电脑上两个不兼容的操作系统，硬件虽然一样，但一众应用软件如医学甚至军事等，只能在指定的操作系统之上运行。这是中医药的效用可以为世人所承认，却没有转化为对中医理论认受性的主要原因，直接间接导致中医药知识的普及传承效率低下，因为一般人不会为了应用或了解中医而先去安装一大套在现代社会已非主流的传统哲理“操作系统”。

据国家统计局发布的第七次全国人口普查结果，2020 年底时全国大学以上学历的人口数已逾 2 亿。有高专以上学历、从事各类专业的人士，如果现在还没有，那很快就会成为中国社会生产力的主体。其中非医学相关的专业人士，应该占这个群体的80%~90%以上，如果他们都对中医药无感，那将是中医药长远生存发展的最大危机。如果中医药在现代中国社会都“吃不开”，那就更不必谈“走向世界”了。

传统中医强调经典和师承，虽然听起来似乎自然合理，却是传承效率低下的原因之一。曾经有位名老中医说，中医药博大精深，自己行医50年，自觉才开始入中医门。这当然有“自谦”的一面，却也不尽然。譬如由卫生部和国家中医药管理局等自2009年起主办的“国医大师”评选，候选人的其中一个资格就是临床资历50年（第一届的门槛是55年）。

中医入门真要50年吗？如果这是现状，那我们看到的是“机”：如何能把这“入门”所需的时间大大缩小？

首先，这是否可能？如果我们以“国医大师”所说的50年所积累的中医药知识经验作为目标，那经3次80/20的操作（关于80/20法则，见右文框简介），理论上用约半年时间就可达到“国医大师”“入门”一半左右的水平（见下图）。

80/20法则

十九世纪末、二十世纪初意大利经济学家兼社会学家维弗利度·帕累托（Vilfredo Pareto）提出，任何系统产出（譬如某公司利润）的80%，来自该系统20%的致成因子（譬如该公司的产品）。这一洞见后来被称为80/20法则或定律，并广泛应用到社会经济管理等各领域。

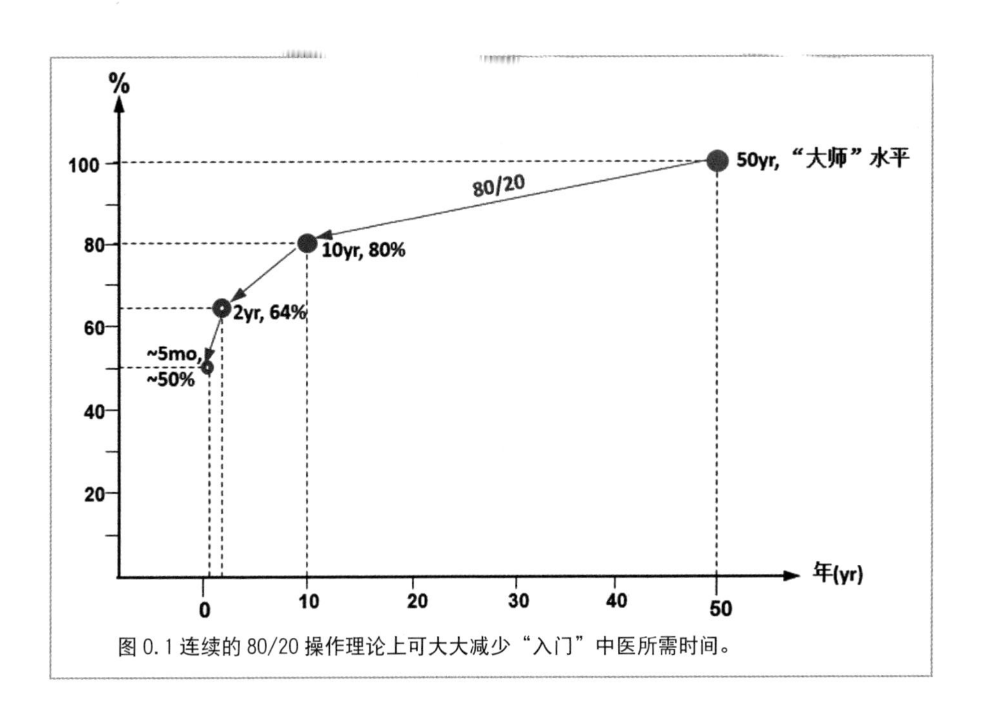

图 0.1 连续的 80/20 操作理论上可大大减少“入门”中医所需时间。

上图可启发我们反过来问：如果有人愿意花 3~4 个月时间（大约相当于大学一个学期 3 个学分的时间），或 1 个月或更短的时间，去了解（还不一定是有计划地拨出时间学习）中医 — 所谓“普及”可解读为这个意思，大概能收获什么？本书的目标之一，是希望能对这个问题，给出一个具可操作性的答案。

本书第一作者从事芯片和电子产品研发工作近 30 年，对现代高科技及其思维模式有第一手的经验和认识。退休前在赵老（本书第二作者）指导下，从 2013 年起，着手研发【自助中医】网站相关工具，最初目标只是想通过这些工具来提升学习中医的效率。但在笔者本身自学中医的过程中，深感光是这类工具还不足以从根本上改变中医学习效率低下的问题，因为还存在2个至少是同样关键的因素：一是需要有最基本的中华传统历史文化，尤其是关于天人·阴阳·五行三哲理的背景知识，并由此对传统的思维方式有一定的了解；二是中医的知识结构 — 以《内经》《伤寒》为代表 — 需要追上时代。因此，所谓由此及彼，这个研发项目的范围和取得的成果不断扩大，最终包括了下列3个方面的内容：

1. 重新认识传统三哲理，通过哲理表象认清中医理论的逻辑思维实质；
2. 改革中医知识的框架结构，使之与现代人的思维习惯一致；
3. 从权威可靠的前辈研究成果中，提取中医知识精华中的精华，以此作为所开发的工具能大幅缩减入门所需时间之保证。

按传统思维的道(原理)—器（工具）观，上述3点中，首2点属道，即原理的范畴，在本书的上篇中分成4章讲述。

中医理论的历史文化根源

本书第一章用最精简的篇幅，把中医药从萌芽发育到成熟的文史大背景浓缩成3个图像，突出中国历史文化是传统中华医道之根；并以传统三哲理为重点，既介绍关于它们的基本常识，也补充了从近半个世纪考古发现所获得的重要新知识。这一章最重要的论点是，三哲理有一个共同的逻辑思维内核，其主线可以《易经·系辞》的这句话来概括："形而上者谓之道，形而下者谓之器"。根据这一新视角，三哲理所论只是表象，逻辑思维才是实质。这不仅对本书所倡议的新中医知识框架结构提供了理论根据，也为解决中医现代化其中一个核心问题 — 如何从哲理主导向科技主导转型 — 提供了新思路。

关于传统三哲理，再说几句题外话。

传统三哲理在汉代被确立为"天下之至理"，成为中国二千年封建社会"指导一切"的哲理思想。但随着封建社会的解体，到上世纪的五四时代，阴阳五行被当时的进步知识分子形容为"二千年来之迷信大本营"。然而，纵观历史，在近代以前，中国不仅在医药方面，乃至社会经济技术各方面，都曾经长时间、且数次领先世界。能产生如此成就背后的思维，如果全是落后迷信，逻辑上即使不是荒谬的，至少也是说不通的。辩证地、历史地看，应该承认，就如奴隶社会也比原始社会进步，传统三哲理在历史上也曾起过积极的作用 — 它让古人能在技术条件不具备的情况下，通过思辨将治病的正反经验提升为中华医道，这正是中华民族理性智慧的体现 — 只是在现代科技面前才失去其曾经有过的先进性。另一方面，传统三哲理共同的思维内核与现代思维之间并不存在某种不可逾越的鸿沟；相反，过去几十年中国改革开放，尤其是科技发展的成就足以表明，立足于传统文化并不一定与现代思维不相容。不仅如此，比这更早、在全世界科技界崭露头角的第一代华人科技精英如钱学森、杨振宁、李政道、吴健雄等，莫不是在传统的中华文化环境中成长的。当此世界百年未有之大变局、中国进入民族复兴新时代之际，传统中医理论应如何融入现代社会，这可说是当代中医人责无旁贷的历史使命；而从思维模式的角度重新审视传统三哲理，可为思考探索如何实现这一使命提供新思路。

中医新论的核心：中医三观

本书上篇余下的第二到第四章，落实按现代人思维习惯重构中医知识体系的理念，是本书所讲述新中医理论的核心内容。

中医理论或中华医道可分为内涵和论道方式两个方面论述，本书所呈献的创新成果，主要是在论道方式上。传统的论道方式有三：一是以《内经》为代表，把传统三哲理“形而下”到人体和健康作为医道的理据；二是以《伤寒论》为代表，运用“形而上”于诊治“伤于寒”病之经验，从而归纳出398条条文、113方的伤寒体系；三是历代医家按照《内经》《伤寒论》所形成的医道框架，以从临床医案得出的感悟说明中医诊治之理。这种经长期分散累积而来的理论难免重叠矛盾，间有不合理甚至与现代常识相冲突之处，导致世人对中医理论的内在逻辑产生不同程度的怀疑甚至负面观感。

以创新论道方式为抓手，本书希望通过以下4个方面来增强中医理论的逻辑强度：

- 以现代医学知识框架表述中医理论；
- 强调基于生活经验的逻辑思辨而非哲理思辨是中医理论真正的源泉；

在逻辑函数的框架下重新定义“证”及相关概念；

- 通过数据分析，筛选出证方药等知域的重点，并形成更紧密的逻辑链条。

我们借鉴现代医学的生理学、病理学、医理学这个全世界通行的医学知识框架重新阐释中华医道，为现代人能在思维方式上无抵触接受中医理论创造条件。按照此一思路，我们将源自《内经》、《伤寒论》和现代最新研究成果，整合成中医的理法方药之理的内容，重新编成生理、病理和诊治三部分讲述，总称之为中医三观。

与传统以哲理为依据加个案说明的论道方式不同，我们一方面强调中医理论是运用逻辑思辨于生活经验的结果；另一方面，通过数据分析结合 80/20 法则，在证、方、药等各知域辨识出各自的重点，同时为它们之间的关系建立逻辑链条。

第二章中医生理观讲述传统中医对人体结构与功能的认识。古人对人体生理的认识虽然只有达到全身和脏腑的器官层次，却是中医三观中唯一可与现代医学接轨的连接点。在解说传统中医的气血脏腑等认识后，我们将之与对应的现代生理常识比较，结论是：传统中医在二千年前所达到的气血脏腑的宏观认识，可说有 70%~80% 基本正确，这是中医理论主要源于对生活经验的逻辑思辨这一论断的最有力证明。另一方面，古人对经络和脾脏的认识与现代常识不符，我们对其原因加以检讨分析，从中吸取经验教训和启示；并提出用狭义之脏等同脏器实体，加上虚拟器官的概念，作为如何与现代生理知识接轨之解决方案。

第三章中医病理观首先简述历代医家对病因的认识；但这一章的重点，是讨论“证候”这个中医理论中最关键的概念。我们先追溯“证”这概念从无到有的发展过程，然后介绍上世纪80年代由卫生部主导的“证候规范会议”成果，以及当代学者的论述，确定“证”即证名作为病理模型的角色定位。本研究的重要成果之一，是把证候相关概念置于逻辑函数的框架下重新定义，并对所产生的“征候空间”和“证名空间”实施数据分析，得出这两个空间的整体结构性认识，不仅为后面的工具研发奠基，也为AI（人工智能）在中医药的应用铺路。

第四章中医诊治观承接上两章所确立的中医生理观和病理观，将中医的狭义医理分成诊和治两节分别讨论。第一节将辨证的方法、体系作为诊断的中心任务讲述。传统理法方药的具体内容，则作为治的常识向读者介绍（这一节里所说的“理”则解读为治病的核心理念）。通过数据分析产生的方剂排行榜是这一章的亮点之一。中医的根在民间，民众对中医药知识的提高，是民族复兴的题中之义。因此，国家有关机构不妨考虑制定一个包含5个左右传统中医名方的列单，作为向国人普及中医药知识方面具可操作性的指标。基于对方剂排行榜分析和兼顾实用性的考虑，本书提出一个包含5个传统中医名方的候选名单。

提升中医学习效率的工具

下篇共2章的内容，则是关于开发提升中医学习效率的信息工程。第五章主讲【自助中医】网站（zyydiy.com.cn）相关工程的研发路径、设计理念，及几个关键技术细节。第六章则基本上是几个本研究开发出来的网页工具之使用指南。从工程投入资源的角度看，耗费最大的莫过于材料的整合和筛选。

在工程还在准备的阶段，我们从文献阅读中首先确立5个知域：证名、征候、方剂、药物、医案。5个知域中，证名是纲，统率其他4知域。过去半世纪，中医界有2个合起来耗费超过几百人一年的重要研究：除了刚介绍过的上世纪80年代由卫生部主导的“证候规范会议”外，另一个是本世纪初上海中医药大学研究团队，对始自仲景的历代方剂研究（《皕一选方》）。以这两个研究的成果为起点，结合第二作者超过半个世纪的中西医研究和临床经验，应用80/20法则筛选出证名、方剂、药物各100个左右，再从中找出相关的征候和来自近200个医家超过700个医案，它们合起来代表这5知域的核心内容，是本研究从前辈总结出来的中医知识精华中再筛选出来的精华。

在现代教育体系主导下，中医药知识被拆分为诊断、方剂、药物等学科，每一学科相对独立而内容庞大，譬如7版大学方剂、药物学教材（2003），分别涵盖57类362方和47类474药。而一个方剂常常使用10种以上分属好几个类别的药物，传统的纸本载体只能作线性查找，对需要在5知域中进行互参的脑力劳动构成极大的负担和制约：譬如光查阅一个方剂所含各药物的详细信息就相当费时费力，对有志研习中医者来说，超强记忆力实属必不可少的要求，却常让初学者望而生畏。

我们将前述通过筛选整合得来的中医 5 知域之精华，把其载体从传统的纸本改成网页，并引入网页链接技术，制作出方便实用的界面工具，实现证—方—药—案 4 知域之间，只需 2~3 次按键就能随意调出相关的详细信息放在一起阅读互参。相较于使用纸本载体，光这一改进就大大提高了学习中医药知识的效率。

第六章的使用指南，包括 4 个工具。【易用中医】提供 42 类常见非重危病的辨治要点，及近现代名医的医案供用户作实战参考。（这是 4 个工具中目前唯一支持手机操作的应用。）【中医探微】则是将第二至四章所阐述的创新中医理论，融合成一个很容易操作、能让用户轻松转换知域和视角的工具。【《伤寒论》研读器】和【《内经》用语检索器】，则是用于研究中医经典的工具。此外，本章为读者立用、了解和入门 3 个情境给出学习路线图的建议。

本书附录 A 提供几个主要数据列表，附录 B 列出网站所提供、助力中医研究的工具和文献资源。

结语

中国历经近 2500 年的封建社会，之后在封建制度的衰落和西方强权的侵略下，中国人民历经百年屈辱；然后又在中国共产党领导下，经过百年奋战，现已进入民族复兴的新时代，在中国式现代化的道路上高歌猛进、势不可挡。历史唯物论认为，人的社会存在决定人的意识。上述3个阶段，恰好与思想发展理论所谓“正—反—合”（Thesis-Antithesis-Synthesis）的一般规律不谋而合。具体地说，就传统三哲理和中华医道而言，已经历过与社会发展前两阶段相适应的“正”和“反”阶段，在今天能与西方平视的新时代新起点上，我们看到无论是传统三哲理还是中华医道，既非正方所论完全正确无误（古人称为“至理”），也非反方（特别是五四时代的精英们）所指全无是处，而是其发展轨迹符合中国人“理性现实”的民族性格，有其内在逻辑。本书的上篇，可说是就传统三哲理和中医理论这两个主题，在“合”的方向上进行原创性的探索。

市场上除教科书外的中医书，或是养生类图书，或是讲《内经》《伤寒》的大部头专著，对不满足于养生书、想更深入了解中医理念但又只能投入有限时间、从事各种专业的现代人来说，常常面对无书可读的窘境。不与现代常识冲突，同时强调逻辑思辨而非哲理思辨是中医理论的思维内核，是本书创新中医知识体系所秉持的2个基本原则。我们希望，通过与专属网站紧密配合，让读者按自己的需要，一方面可在最短的时间内轻松掌握中医的核心理念和基本知识，另一方面有助于渐进积累，能把中医药安全迅速地用起来，在应用于解决日常非危重病的实践中不断提高深化认识，且与投入时间成正比；由此而实现本书作为入门书、工具书和参考书的三重角色。

上篇　理论

第一章

历史文化背景

许多人从现代观点看、以效用作衡量标准，认为古代中医药的发展含有科技的因子或内涵。但现代科学一般以1608年望远镜的发明为起点，故实事求是地说，古代中医药的萌发，靠的不是科技思维，而的确是在中华传统文化土壤上生根发芽成长壮大的。因此，要探索中医药的发展规律，尤其是在早期的萌芽阶段，具备对中华传统文化的了解，比拥有现代科学知识来得重要。这恰恰是从事现代各种专业的人不一定具备的，外国人就更不用说了。而这种知识上的隔阂、断层，甚至是鸿沟，至少是中医药在现代社会的生存受到极大制约的原因之一。此章的目的，正是把传统中医的发展历程，放到极度浓缩的中华文化历史大背景下进行考察，以期能归纳出一些中医发展的规律性认识的同时，为探索中医药在现代社会的转型奠基。

本章按实事求是的原则分成两部分，第一部分为“实事”，即把与中华历史文化和中医发展相关的可证伪的关键事实浓缩成3个图像；第二部分则是对所列出的事实进行“求是”，即努力从这些图像中解读出对中医发展的一些规律性认识。

1.1　中医发展历程的3个宏观图像

要将与中医有关的历史文化背景与中医自身的发展融合浓缩为几个图像，第一个要解决的问题是作为全景的图像，其时间起点应该始自何时?

人们常说的中华文化五千年，五千年这数字是从中华民族的始祖黄帝所处的时代算起的，其根据是先秦的史书如《国语》到司马迁《史记·五帝本纪》里关于帝皇世系的记述。关于黄帝的事迹，到史迁写《史记》之时，已是发生在约3千年前的事，比我们现在距史迁还多了1千年！但我们现在也知道，至今为止发现最早的中国文字是刻在龟甲或牛骨上的甲骨文，据测定大部分出自商代下半期，距离以黄帝为首的五帝时代已超过1500年。而甲骨文里的内容，绝大部分是关于龟卜的记载。“巧妇难为无米之炊”，故即使史迁知道这些甲骨文的存在，关于五帝也只能主要靠口耳相传的材料为主。以现今史学界的分期来说，未有文字以

前 与“历史”相关的叙事只能称之为“传说”，以区别于有文字记载的信史。

商代甲骨文的发现是19世纪末，即约120+年前由多少有些偶然的事件所引发。在此之前，中国人所称的夏商周三代，在十九世纪的西方史学界眼中，至少夏商二代只能算是传说。甲骨文的发现和解读，不仅把信史的起始时间提前了至少几百年，而且还在一定程度上证明了，没有文字纪录的中华民族起源的传说，尤其是从五帝至三代一段，就帝王名号和序列而言，事实上含有相当真确的成分。

信史以文字记载的出现为标志；而文字是语言的记录，且文字本身也有一个从符号开始不断演化的过程。在符号、文字出现以前，人的社会性活动早已开始，已经是文明进程的一部分。以考古发现器物对生产力的重要性为依据，人类学把人类文明进程划分为旧/新石器、铜器、铁器等时代，这个分类适用于全世界其他文明。但这里也有个“中国特色”：即传说中的五帝时代属“玉器时代”，有许多文化遗址和考古成果佐证。

因此，从更广义的历史文化概念上说，我们觉得这个全景图像的起点，不应限于信史或传说等的“地上”证据，还应扩展到包括出土文物、文化遗址等的“地下”证据，而且这亦更符合“实事求是”的时代精神。而据目前所知的考古成果，最早且具文化历史意义的是河南舞阳贾湖的考古发现[1]，所鉴定器物年代为公元前6千年，其文化含义非常直观，故选定此为下面全景图像的起点。

由此，我们把中华文化背景下的中医发展历程概括浓缩为3个图像：

1. 宏观全景图：跨度8000年；

2. 先秦至唐：跨度约2500年，突出中医的传统文化根源；

3. 宋至清末民初：跨度约1000年，突出中医经历创建期后的几个节点。

1.1.1　中华八千年文化历史全景

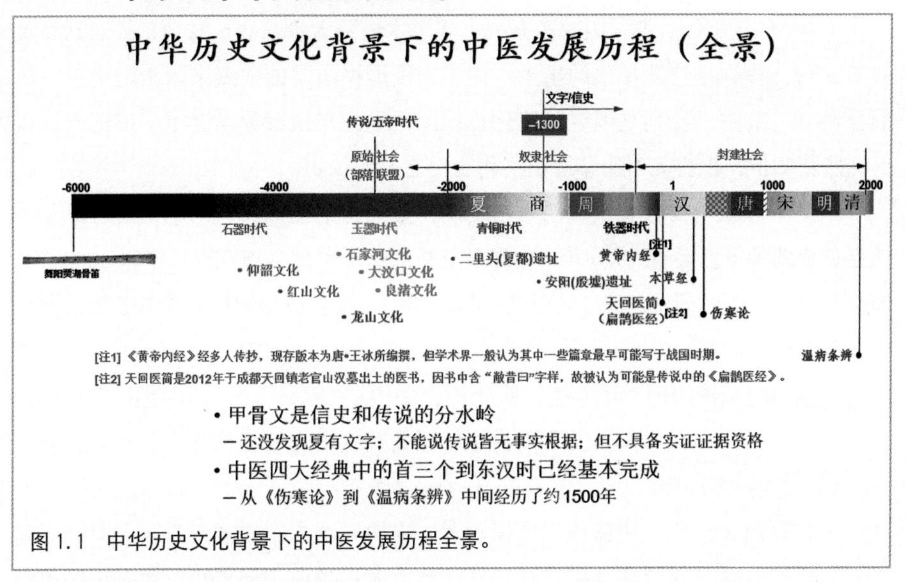

图 1.1　中华历史文化背景下的中医发展历程全景。

全景图主要想突出 2 点：1）考古，尤其是甲骨文的解读，对鉴别传统文献有重大意义；2）传统中医的创建期在东汉已经完成。

中华民族有文字的历史，虽然是当今世上仍存在的民族中最长的，但早期的记载难免有传说与信史混合在一起的情况。甲骨文是到 19 世纪末才从偶然的事件中被发现的，不仅将中国有文字记载的时间提早了几百年，且从中解读出大量商代历史的信息。新中国成立后到现在，考古发现更产生出许多关于古代历史的新知识。国学大师王国维在上世纪 20 年代已提出“二重证据法”，特别强调了文物考古对文献记载的补充甚至纠偏作用。这段话对中国人认识自己的文化历史有着极其重要且深远的影响，中国史学从此进入一个新时期。王的这段话虽已过去一个世纪，仍值得在这里把原话录出：

吾辈生于今日，幸于纸上之材料外，更得地下之新材料。由此种材料，我辈固得据以补正纸上之材料，亦得证明古书之某部分全为实录，即百家不雅驯之言亦不无表示[illegible]面之事实。此二重证据法，惟在今日始得为之。

上世纪 70 年代后期，因改革开放大兴土木而致大量墓葬被发现，战国到秦汉间的文物，特别是竹简帛书的出土，为“二重证据法”的实践带来新的契机。我们将在下一节中，特别是围绕传统三哲理的话题，与读者分享近半个世纪所获得的这些新知识，以提高对中华医道文化历史之根的认识。

从上图可以看到，有记载的中医发展，最早也是战国时代的事，这时距此图的起点贾湖骨笛已超过 5500 年，而现存最早的中医文献到现在也只略超 2000 年，即只占此全景图时间轴的末 1/4 而已。从此图中，读者应该记住关于中医史的两个重要节点：

- 在这全景覆盖的 8 千年里，见诸文字的中医文献是从末 1/4 时期才开始的；
  - 中华文明从目前所发现的最早证据到产生出可实证的文字，本身就经历了约 4700 年；
- 中医四大经典（用蓝色字体标示者）中的三个，在战国至东汉的数百年间完成，既是前段孕育期在物质和经验方面积累而来的结果，更是传统思维对人与自然关系认识上的一次飞跃。

也就是说，中医理论的发展经历一个从无到有、不断完善改进的过程。任何把中医说成是远古就已经成形而且一直不变的说法，都经不起客观事实的检验。

在这个全景图中，公元前约 1300 年是最重要的一个时间节点，这是龟甲上被刻上文字的时间，离黄帝时代已超过 1500 年。这个时间点的意义在于，任何拿黄帝说事的叙述都经不起历史证据的质疑，因而对中医理论在现代人中的认受性只会起着负面的作用。如果说，在民智未开的时代，医家们利用古人的祖先崇拜心理，通过以黄帝命名医经来增加权威性尚属情有可原；在科技思维主导创新发展的今天，如果还想通过神圣化经典来代替说理，则只能让人觉得，这类人的心态已远离理性以至于达到罔顾事实的程度，最终只会削弱而不是增强世人对中医的认受性。

甲骨文是目前发现最早的中华文字，文字本身就留下一些中医认识以至理论发展的线索。譬如中医的五脏中，在从十几万片甲骨中已解读出来的约 1600 个文字中只见到心字，肝脾肺肾几个字还没有出现（而且这几个字都是假借字）。甲骨文这个心字也很有意思，我们特意从甲骨文字典 [2] 中复印过来说明：

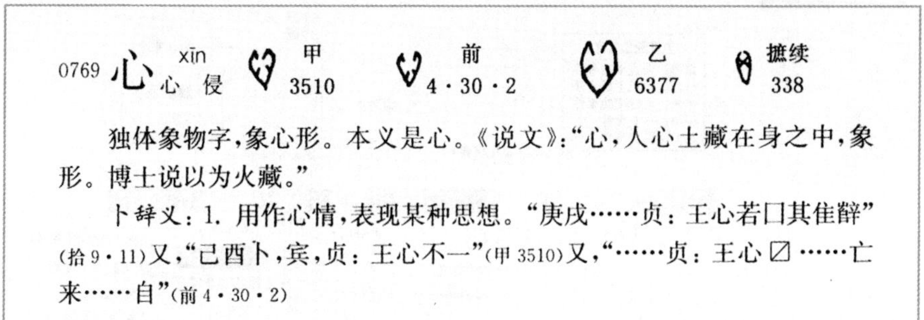

0769 心 xīn 心 侵　甲 3510　前 4·30·2　乙 6377　摭续 338

独体象物字，象心形。本义是心。《说文》："心，人心土藏在身之中，象形。博士说以为火藏。"

卜辞义：1. 用作心情，表现某种思想。"庚戌……贞：王心若囗其佳辥"(拾 9·11)又，"己酉卜，宾，贞：王心不一"(甲 3510)又，"……贞：王心▨……亡来……自"(前 4·30·2)

图 1.2　甲骨文里的心字（来源：《殷墟甲骨学》）。

瞧，简洁的笔画把左右心房和心室都勾画出来了，这简直就是手描的心脏解剖写意图！如果要选一个字来代表中国的象形文字，这个心字实在应该是个首选。由此可见，《内经》里把心比作君主 — 即作为所有器官之首 — 的作用，应该首先是从长期的生活经验而来。即是说，是人们早就认识到了心的重要性，才有医经里"心者君主之官"的表述而不是相反。而心字独见于甲骨文这一事实，正是"君主"含义的最好说明。

由此或可推论，古人对人体认识的第一来源，既非哲理也非解剖，而是生活经验！而生活经验经过漫长积累，必然对人们的认识形成常识性的制约。这点值得有志于研习传统中医的人铭记于心。

1.1.2　中医发展历程 — 先秦至唐

从前面的全景图，把焦点收窄到从三代至唐这段约近 2500 年的时间，可以得出下面这个以人物 / 事迹按发生时间编排的图像。

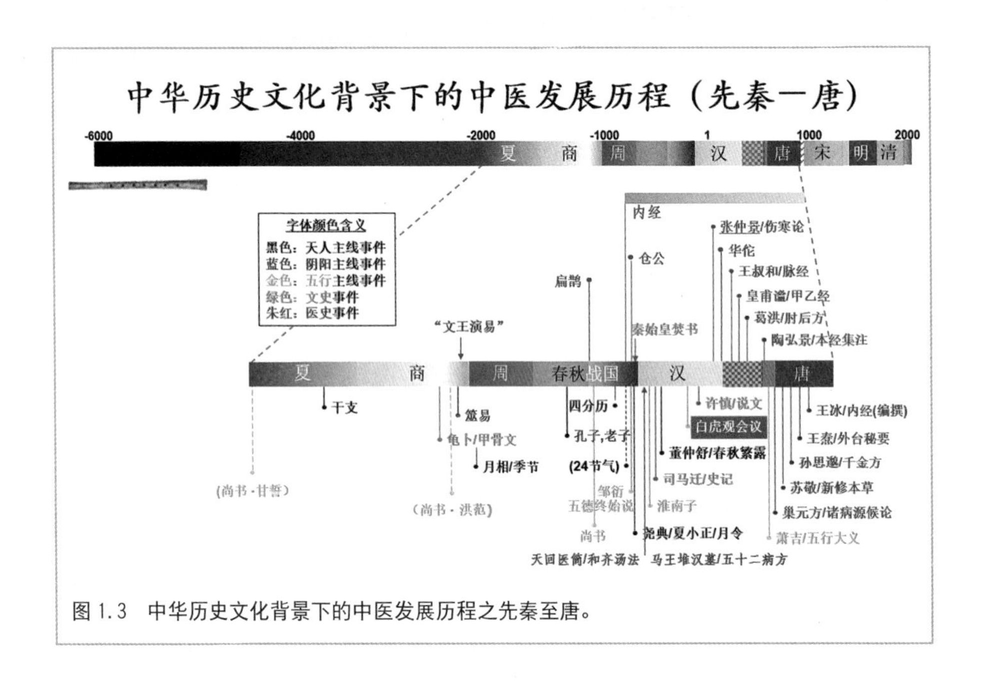

图 1.3 中华历史文化背景下的中医发展历程之先秦至唐。

这段跨度达 3 千年的时期有 2 个重要节点：一是战国时期，二是东汉时期；前者代表中华逻辑思维的成熟期，后者则可说是中医理论的创建期。现称中医四大经典里的首 3 个（《内经》、《伤寒论》和《神农本草经》），成书都在东汉时期。

比较这两个节点，相对更重要的是先秦时期反映思维能力发展的文史事件，而不是集中出现在东汉及以后的医史事件。如上图所示，在白虎观会议之前的前半段，没有很多跟医史、特别是与医道直接相关的事件，这个时期最突出的成就倒不是医学上的，而是由于春秋战国所独有的“百花齐放”、各种思潮相互碰撞的“百家争鸣”环境，使开始于不同时期的天人・阴阳・五行三大哲理同时成熟并发展融合。战国时代可说是中华思想史上的“宇宙大爆炸”时代，其所反映的思维能力的飞跃，为后来医道的发展进步奠定根基。

另一方面，这个时期的中医知识或理论，基本上都已被后来的医论所消化吸收或淘汰。譬如我们现在所见的《内经》版本是唐·王冰所编撰的；《伤寒论》更是经宋朝官方修订后流传下来的版本。故即使如《内经》《伤寒论》，成为经典至早也是唐宋以后的事。

以白虎观会议为基本分界，上图把前半段的事件分别归类于天人、阴阳、五行三条哲理主线，用不同的颜色标示。这里有 2 点需要说明：一是有些事件（譬如董仲舒的《春秋繁露》或刘安的《淮南子》等），内容常常都涵盖三哲理，严格来说不能只归属于某一哲理分类；二是本节只着重点出与逻辑思维相关的、关于三哲理的事实性常识，辅之以从考古发现中得到的一些新知识。如何看待这些史实证据？我们提出一个把三哲理置于同一思维框架下解读的新思路，详见 1.2.2。

白虎观会议

东汉的白虎观会议是上图的标志性事件，故在此略作介绍。自汉武帝时代董仲舒著《春秋繁露》，以“天人感应”为经、阴阳五行为纬，将儒家学说和术数文化结合起来，社会谶纬迷信之风大盛，经学的古、今文学派依附政治派系势力形成对经文的解释日益繁琐混乱。东汉章帝于建初四年（公元 79），召集各地著名儒生于洛阳白虎观，讨论五经（诗、书、易、礼、春秋）异同。用现代话说，是一次由皇家主导的“统一思想”的会议，目的是将董所整合的天人阴阳五行学说“规范化”。

天人哲理

- 观天是所有人类古文明思维的起点，因为天象的不断重复出现，导致规律意识的萌芽。
- 在公元前 6 千年的贾湖墓葬里，墓主身体两边可见用贝壳堆砌的青龙白虎矸塑（图 1.4）[3]，明白无误地显示当时古人对天象的认识和重视。
- 观天最初是为了识时。极星、特别是 28 宿的设立，就像给北天半球顶端盖上一顶小帽，在半身绑了一条腰带，本质上是给原本虚空的星空，架起一个参考框架，以便能更好地标记日月的“住宿”（28 这数字接近 1 个恒星月的天数（27.32）），进而达到对天道运行的规律性认识。这是天人哲理的起点，从一开始就有很强的技术内涵。

- 历法与授时是天道的表达和应用。四分历（即通过无中气之月置闰法，每 19 年 7 闰，或 1 回归年接近 365 又 1/4 日）的制定，代表历法的成熟。据古历法专家张汝舟论证，四分历创制于战国初期，行用于周考王十四年（前 427 年）[4]。光从贾湖墓葬到四分历，就经历了超过 5 千年。

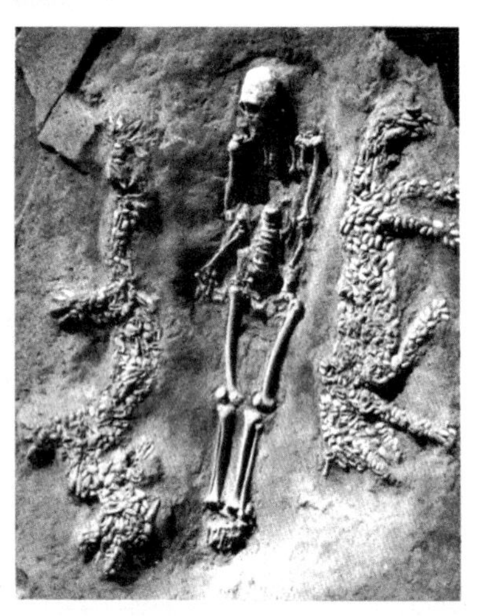

图 1.4　贾湖墓葬中墓主两旁的青龙白虎图像。

阴阳哲理

- 龟卜和筮占是阴阳哲理的源头，其动力来自对自身命运掌握的愿望。
- 根据上世纪后期的考古发现，如今所见的阴阳爻，极可能是从“数字卦”演变而来。出土文物的实物证据表明，数字卦不仅用于商、周，直到春秋战国，甚至到汉初仍在使用[5]。
- 甲骨文只有阳字而无阴字；《周易》经部 64 卦辞 386 爻辞中，只有阴字出现过

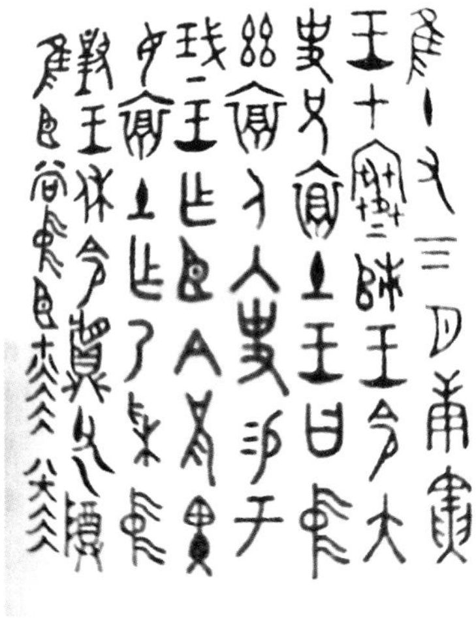

图 1.5　宋代出土的西周中方鼎铭文末的数字卦。

1次，在中孚卦之九二爻辞：九二鸣鹤在阴，其子和之；我有好爵，吾与尔靡之。商周之时，《易经》只是解筮占的工具书；成为阴阳哲理的源头，至少是春秋以后的事。阴阳一语在讨论义理的传部才大量出现，不过在《系辞》也只有5次，少于刚柔的7次。这些事实均可说明，阴阳哲理确实是“源于筮占，高于筮占”。

- 一般将阴阳哲理与西方辩证法比较，两者本质上都属二分法。阴阳哲理与辩证法最大的不同是，阴阳作为对立统一两方的标签，具有内在不能剥离的含义。这一特点来源于中国的象形文字：即每个字都含至少一个以上的意思；这和外国的拼音字符，一般只有通过字符的组合才能产生词义，结构上有着本质的不同。理论上，文字是语言的记录，语言是思维的载体。但从前述中西文字结构的比较，也可说文字结构的不同，对思维的发展也起着某种“反作用”。
- 《周易》的“传部”产生于战国时代，是将易经“义理化”的关键；除将阴阳作为哲理符号外，最重要的成果，是得出“形而上者谓之道，形而下者谓之器”这一认识，这是中华传统逻辑思维的高度概括。关于这一点，我们将在1.2.2里详细讨论。

五行哲理

- 文献上最早提到五行的是《尚书》的《甘誓》和《洪范》。它们的原文是：

“有扈氏威侮五行，怠慢三正”（《甘誓》）

“五行，一曰水，二曰火，三曰木，四曰金，五曰土。水曰润下，火曰炎上，木曰曲直，金曰從革，土爰稼穡。润下作咸，炎上作苦，曲直作酸，從革作辛，稼穡作甘。”（《洪范》）

《甘誓》记载的是夏启为继承禹的王位，与有扈氏开战前为动员将士发出的誓言。《洪范》是武王伐纣成功以后，先前出逃到朝鲜的纣的叔叔箕子回到中原后，向武王传授商代治国要领的记载。

需要指出的是，《洪范》和《甘誓》都出自《尚书》，而《尚书》成书于战国年间，属于历代古籍汇编，中间经过许多人的手，《洪范》这段文字明确用五材定义五行，与后世对五材的说法一致，故一般把《洪范》作为五行概念的源头。不过，自上世纪起就不断有学者质疑这是战国时支持五行学派的人编造出来的[6]。

- 应当区分五行概念和五行学说。前者起源很早，重点在找出某一领域的 5 个重要代表，如五方、五色、五音、五谷等等。即使是五行，历史上也有过不同的内涵。譬如孔子之孙子思就曾因讲五行受到荀子指责，成了二千年来无人能解的谜团，直到 1978 年马王堆帛书《五行》出土才真相大白：原来子思的五行是仁义礼智圣，明显是指五种“德行”的意思。可见至迟到战国荀、孟之时，五行概念的标准含义还未定型为金水木火土，只是后世被所谓“洪范五行”误导，以为五行从商周开始就是指五材。
- 稍晚于孔子的兵家孙子和墨家都有大量关于“五”的论述，且皆主张“五行无常胜”。黄朴民指出，“《孙子》以‘五’为度者，满目皆是”[7]。其意义在于：古人对五行的关注，最初的重点可能只在于五而非行，本质上是源于对所关注领域找出重点对象的实际需要。
- 五行学说则是表达以金水木火土这五材为标签，它们之间存在所谓“相生相克”的关系。如右图所示，按金水木火土之序排列，五材之间用实线和虚线表达它们之间“相邻者生，隔邻者克”的关系。
- 真正让五行定型于五材并成为三哲理中的“后起之秀”的，是荀孟之后战

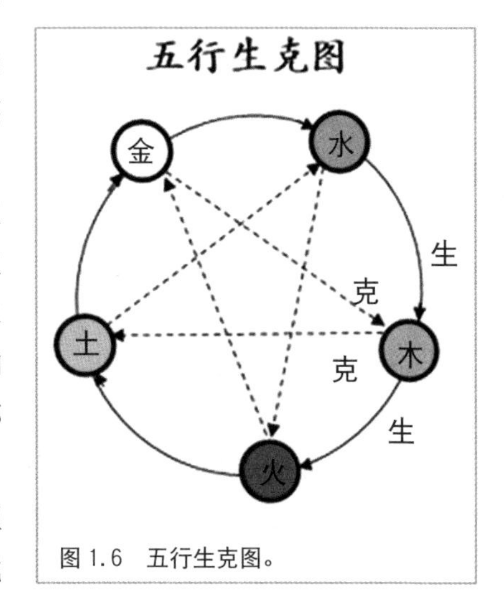

图 1.6　五行生克图。

国晚期的“阴阳家”邹衍，他的“五德终始说”，以五材为标签，并配以颜色，以此说明“天道”有5种性质各异的“德行”，并以它们之间的“相胜”来解释朝代兴替，因而得了个“谈天衍”的外号，在战国时代，深受忙于争霸的诸侯们欢迎，而且一个比一个热情。《史记》说邹到燕时，昭王“拥慧先驱，请列弟子之座而受业，筑碣石宫，身亲往师之”。可惜邹子的论著全部亡佚，如今文献里仅见的一段话来自《吕氏春秋》，值得转录下来：

“凡帝王之将兴也，天必先见祥乎下民。黄帝之时，天先见大螾大蝼。黄帝曰：‘土气胜！’土气胜故其色尚黄，其事则土。及禹之时，天先见草木秋冬不杀，禹曰：‘木气胜’，木气胜故其色尚青，其事则木。及汤之时，天先见金刃生于水。汤曰：‘金气胜’，金气胜故其色尚白，其事则金。及文王之时，天先见火，赤乌衔丹书集于周社。文王曰：‘火气胜’，火气胜故其色尚赤，其事则火。代火者，必将水，天且先见水气胜。水气胜故其色尚黑，其事则水。”

- 邹的论述，和孙、墨最大的不同，是其五行说与天人哲理核心之天道的融合。邹的这段话，一方面没有任何关于各王朝属某材的论述（虽然不能排除可能在其他论述中出现），反而通过与颜色、“天气”的配对，把五行观念引入以“顺应天时”为核心的天人哲理，将“天时”解释为五种相互制约的天道力量在不同时期扮演主导的角色，用以解释朝代的兴替。顺应天时的观念从此被赋予了社会政治的内涵。另一方面，五行间的“胜”，相对于原来只用五材属性去推演，现在不仅脱离了原来的五材属性，反而多了一层“天理”的加持。
- 根据现有的材料，邹的五德终始说似只论及五行间之“胜”，“胜”在后来的《春秋繁露》和《淮南子》中被克所取代，故不少人有五行生成说后出的印象。但生成说可能源于五音的“三分损益法”，而五音、五色与五方的对应，形成的时间应该比五材中的金概念还早得多，且《孙子》里已有某五事间生的说法，故生克学说极可能是从整合早已存在的生成说和后出的相胜说而来[8]。

图 1.3 和下一节图 1.7 所提到的历代医家，主要是以赵洪钧所著《中西医比较热病学史》一书所提到的医家为参考。

值得一提的是，中医四大经典中的三个都是在东汉时期基本确立的，除了反映当时的思维能力已然成熟，造纸术在东汉的发明也为医论更具效率的交流传承提供了技术上的准备。

1.1.3　中医发展历程 —— 宋至清末民初

我们继续把视焦转向宋起到清末民初的一千多年。下图中除首二项为标志性事件外，其余皆为对中华医道产生过影响的 18 位医家及其主要论著，按其人的逝世年份排序。

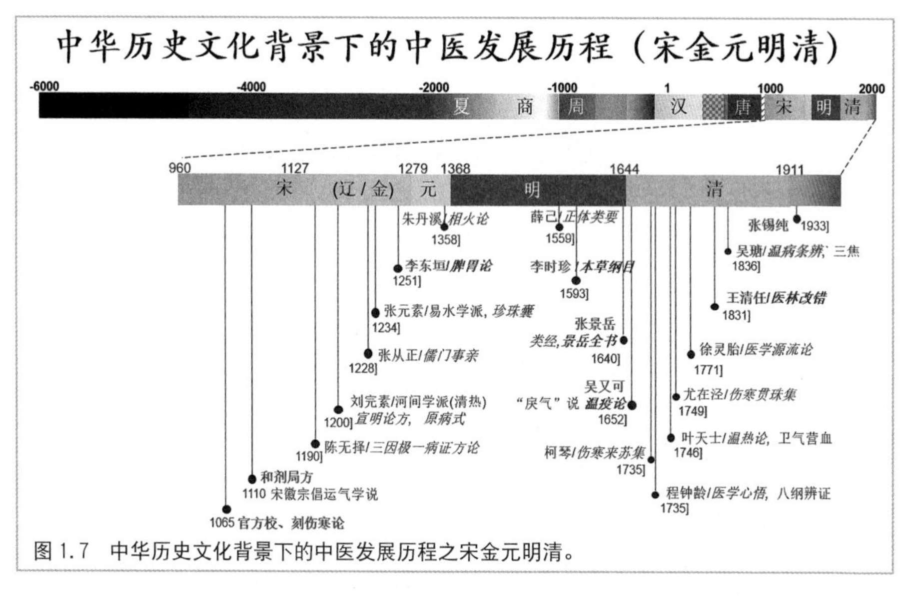

图 1.7　中华历史文化背景下的中医发展历程之宋金元明清。

此图的时间跨度约 1000 年，与图 1.3 的时间跨度相比大为减少，但与汉至唐的时间跨度相若。这时期中国的社会和经济继续发展，中医药尤其在宋朝官方推动下，起到与社会经济相互促进的发展。下面把其中用红字标示的 9 个标志性事

件 / 医家的主要贡献简述如下：

1. **宋朝官修伤寒论**：东汉张仲景原著《伤寒卒病论》，在流传过程中分成《伤寒论》和《金匮要略》。宋嘉佑年间（1056－1063），经孙奇、林亿等官员校定后由朝廷刊行。但现今流传者为明万历藏书家赵开美的刻本，世称赵开美本，据称今仅存 5 部。

2. **和剂局方**：宋神宗元丰年间（1078－1085）初设惠民局，汇集名方，拟定制剂规范，称《和剂局方》。至南宋绍兴十八年（1148），改称《太平惠民和剂局方》，分 10 卷，14 门，共 788 方。

3. **李东垣（杲）**：师承主张温补的易水派张元素，著《内外伤辨惑论》、《脾胃论》，强调脾胃为后天之本，提出“甘温除大热”说，其创制的补中益气汤，适应证极广，被我们誉为“古往今来天下第一汤”。

4. **李时珍**：编著《本草纲目》、《濒湖脉学》。《本草纲目》三易其稿，前后花了 40 年，收药物 1892 种，凡 16 部、52 卷，约 190 万字。

5. **张景岳（介宾）**：著《类经》、《景岳全书》，为最早倡“八纲”辨证之说，其学说继承发扬了金元时期的温补派的路子。

6. **吴又可（有性）**：著《温疫论》，指出烈性传染病源于“戾气”，非传统之“伤于寒”，比细菌的发现早了几十年。

7. **王清任（勋臣）**：著《医林改错》，主张中医的脏腑应符合人体解剖所见；创制“血府逐淤汤”、“膈下逐淤汤”等名方。

8. **吴塘（鞠通）**：著《温病条辨》，补充了伤寒之外温病的辨证施治，被后世将之与《内经》、《神农本草经》和《伤寒论》并列为中医四大经典。

9. **张锡纯（寿甫）**：著《医学衷中参西录》，力主沟通中西医药，可说是中西医结合的先驱。

1.2　观点与解读

根据上节 3 个图像所整理的关键史实，本节就传统中医发展规律从以下 6 个方面进行解读和讨论：

1. 中医发展历程的分期和标志；
2. 传统三哲理背后的共同逻辑思维内核；
3. 主流文化的影响；
4. 文化土壤的局限性；
5. 小农经济的制约；
6. 官方的推动作用。

1.2.1 中医发展历程的分期和标志

如果我们把东汉时 3 个中医经典的完成作为中医发展的第一个里程碑，把官修伤寒、《景岳全书》和《温病条辨》作为传统中医发展历程的另外 3 个节点，可以得出下面这个中医发展历程的分期和标志图：

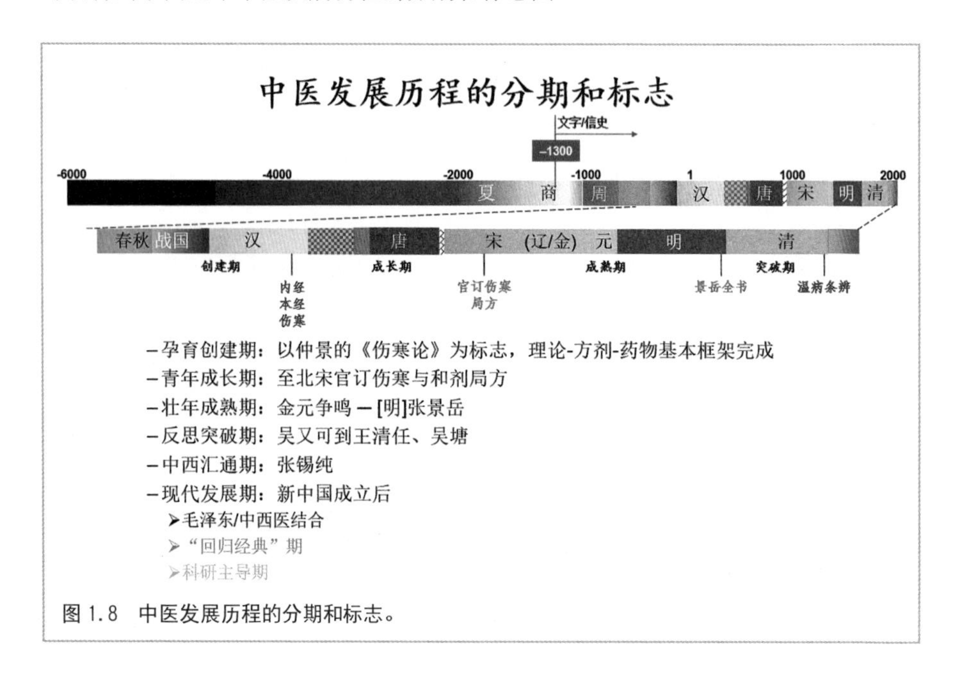

图 1.8 中医发展历程的分期和标志。

此图把自先秦至清末这约2500年的中医药发展历程分为创建、成长、成熟、突破4个时期，每一时期有很明显的标志性事件或医家著作为起点或转折点，反映的就是古人对人体疾病与健康的认识从无到有、不断提高深化的过程。

中医发展的规律因此就是一个不断完善进步的过程，有起点但没有“历史的终结”，而是必然随着科技进步和社会不断变化更新的需要继续发展。清末以后，中医药发展进入以张锡纯为代表人物的“中西汇通期”；到新中国成立后，进入现代发展期。到21世纪20年代的今天，中国社会更进入全面高质量发展的新时代，我们相信，这将是以科研主导中医发展的时期；因此，如何顺应历史发展的趋势，完成发轫于文化哲理的中医药向科技引领的转型，是这个时代所有中医人的使命。为此，我们需要进一步探讨，在此转型过程中，从文化哲理中孕育起来的中医药需要面对的一些制约和可能的突破途径。

1.2.2　传统三哲理背后的逻辑思维内核

传统三哲理贯穿中国社会的整个封建时代，自汉朝起就被赋予“天下之至理”的地位。但自明末开始，西方科技崛起，加上中国封建社会在清王朝后期开始解体，国人开始“仰视”西方，到上世纪五四之时达到顶峰。当其时，全盘西化思潮弥漫，文化自信降至最低点，最有代表性的莫如国学大师梁启超所说，阴阳五行说是中国“二千年来迷信之大本营”，这可说是当时进步知识分子的共识。

当时的学者很容易从西方思维的视角看待中华传统哲理，如郭沫若曾著文说：

> “所谓水、火、金、木、土，这是自然界的五大元素，大约宇宙中万事万物就是由这五大元素所演化出来的。……这些分化的理论虽然很武断、很幼稚，但它的着眼是在说明：宇宙中万事万物由分析与化合的作用演进而成。这是值得我们注意的。五行和印度、希腊的四大说（水、火、风、土）相似，是科学方法的起源，我们不能因为它本身的幼稚与后人附会便一概抹杀。”[9]

郭的这段话，是意图借用现代人的思维去解读中国古人的想法。不过，即使是这样，句中的“元素”，实际上也不是现代的元素概念，故只能说是借用。严格地说，无论中外，当时（约公元前500年）根本不存在支撑现代人元素概念的技术条件。但往后的发展却明显是两条不同的路向：西方在摆脱宗教的控制后，以文艺复兴为起点，向现代元素概念所需要的技术条件发展；而中华传统思维则止步于“道生一，一生二，二生三，三生万物”这类思辨性解释，而对“如何生”的问题始终没有表现出很大的兴趣。譬如在先秦的文献里，唯一找到稍具元素意念的一句话来自西周末的史伯[10]：

> “和实生物，同则不济，以他平他谓之和，故能丰长而物归之。若以同裨同，尽乃弃矣。故先王以土与金、木、水、火杂，以成百物。”（《国语·郑语》）

其实，传统的五行学说，自始至终关注的是五种力量间的相互作用，而不是万物如何由它们构成。在古代技术不具备解答元素如何组成万物问题的条件下，中国古人对如何构成的问题没有多大兴趣，可说也是中国人理性现实的民族性格之表现。

也许是受到郭的影响，从那时起，五行一般被翻译成5-element theory，可说是从一开始就把五行置于元素说的框架下。虽然这样做或可因西方熟悉元素说而有助于向外国人解说，但严格来说却是一种误导，而且不仅误导了外国人，还误导了中国人自己！

长期以来，三哲理是所有传统术数应用（如所谓“山医卜命相”的五术）的理论依据。对三哲理在推动中医发展的历程中所扮演的决定性角色，历代中医人固然是深信不疑；虽然除中医以外的大部分其他术，在现代都已经退出历史舞台，但中医理论由哲理主导这一观念，无论是在学术界还是在民众心中，基本上都没有很大改变。

我们认为，坚持用阴阳五行等传统哲理解释中医，不利于中医融入现代社会，因为即使在中国，阴阳五行早已不是整个社会的主导思想，一般中小学甚至大学教育也没有多少这方面的知识传授给学生，因为事实上没有这个需要。但另一方面，回顾历史，中国自汉代起就曾长时间、多次在社会经济发展方面领先世界。

我们深信，要能领先世界，靠的是知识和努力；而知识的产生和积累，靠的是思维能力。一个能长期领先世界的民族，其思维模式不可能长期处于封闭迷信的状态。因此，在强调文化自信，民族复兴，走向世界的新时代，我们迫切需要对传统哲理与中医理论的关系有一个新的叙事方式或主线。

我们认为，应该把传统三哲理视为中华民族在认识世界过程中产生的、有着不同起源和思维角色的 3 个成果，但它们有一个共同的逻辑思维内核；这个内核有一条主线，即《系辞》所说的“形而上者谓之道，形而下者谓之器”。因为历来讲《易》者对《周易》的文词有许多不同解释，而我们把这句话视为逻辑思维内核主线的概括表达，故有必要先对这句话从逻辑思维的角度解释一下。

首先，按文章标题算，《易传》有 7 篇，也称十翼，因为这 7 篇文章中，首 3 篇《彖传》《象》和《系辞》分为上下篇，合共有 10 篇之故。分上下的 3 篇中，首 2 篇每段都与 64 卦的其中之一有对应关系，明显是用来解卦的。但《系辞》却不是，尤其是上篇，基本上是把整个《易经》作为一个整体去讨论，故在《易经》的义理化进程中，这篇文章可说是扮演了近乎主角的角色。

其次，这句话中的“形而上”怎么解读，历来众说纷纭【按，近代对所谓“形而上学”的批判，其中“形而上”几个字即源于此】。反倒是当它被用于翻译亚里士多德的meta-physics时得到最准确的解读。“meta”的意思是指［某种东西］“之上”（譬如手写网页代码的工程师，应该都知道 meta-language 一语），physics 指物体形状，合起来就是某种形体之上［的东西］。“形而上”作为动词，用今天的语言讲就是“抽象”的意思，故上半句话的意思即是：从物体和事象之“形”中抽象出来的，叫事物的规律或原理。《系辞》那下半句话中“形而下”之形，指的应是道之形而不是事象之形；而西方似乎直到近、现代才有对应的概念。总之，《系辞》这句话，我们视之为对逻辑思维本质的高度概括。

原理或规律性认识产生于对事象的抽象 — 以今天的眼光看，很多人可能会觉得这句话平平无奇。我们需要回到二千多年前，根据那时的思维抽象能力作为背景来理解它在当时所具的意义。第一，甲骨文里并无“道”字，但到孔、老的春秋时代，道却是儒道两家争夺解释权的核心概念之一。第二，那时对天道的理解，以历法应用衡量，已经接近突破，整个社会的生产力比商代已大大提高。第三，从其形而上本质来说，抽象思维就是辨识共性的过程；如果某种共性属已经存在的概念，那表达这种共性不需要什么创新。难点却在于：如果想要表达的某种共性概念，不存在于正在作为归纳对象的事象中时，应该如何来表达这个多少有点新的概念？也可以说，这是一个创造共性新标签的过程 —《系辞》上篇可以读出这样一种情况。“形而上”这句话出现在《系辞》上篇的最后一段，而文章从一开始就提到近十个“对对”：天地、乾坤、贵贱、动静、刚柔、吉凶、风雨、日月、寒暑，如何由这许多不同事象抽象得“天下之理”？在前面的 1.1.2 节里曾提到，从甲骨文有阳字而无阴字，直到战国之前，阴阳二字并不常用，到“一阴一阳之谓道”在此文出现，即明确用阴阳作为表达各种“对对”共性的标签，中间经历了几百年。

还有一点值得特别指出：《系辞》这篇文章，主题固然是阴阳为易之道，但形上一形下的论述，却已超越“形而上”的结果只是阴阳作为易之道的标签这一具体认识，而是据此而上升到道即原理是来自对事象的抽象这样一个认识的高度。因此，形上为道、形下为器这句话，高度概括地表达了古人对逻辑思维本质的认识：通过对事象的抽象达到规律或原理的认识，又把原理通过落实成“器”，应用到实践中去。

有了以上关于三哲理与逻辑思维关系的背景了解，现在可以以此视角重新审视三哲理，把它们的一些特征放在一起比较（见下表）：

哲理	起点	形而上 - 形而下						思维		
		事象	目标	抓手	成果	工具	形上-形下	突破/创新	角色	意义
天人	原始社会	日月星辰	天理、天道	28宿、北斗 日月五星运行	历法	圭表	自然发生	28宿+天极	参照系	规律意识 萌芽
阴阳	奴隶社会 （商代）	重要事情	吉凶预测	易经的义理化	易传	爻卦	自觉-首次	龟卜→筮占	二分法	抽象结果 标签
五行	封建社会 （战国）	万事万物	事物间 相互作用	知域分类下 的运算规则	阴阳五行化 天道、儒学	式盘、五术	自觉	筮占→运算	模型、 系统雏形	分类、 系统框架

表 1.1 从逻辑思维视角比较传统三哲理。

上表突出了三哲理一方面起源于不同的社会发展阶段，另一方面又在思维能力上扮演着从相对简单到高级复杂的角色。特别是，在“形上一形下”一栏可以看到，《系辞》关于“形上为道”的总结是个关键的转折点，在这之前，作为思维能力最初的天道应用，在很长一段时间里实际上是处于自在或自发的阶段；但到筮占取代龟卜且通过义理化达到这个思维规律认识上的飞跃以后，古人已经进入自觉运用这一规律的阶段，五行生克学说从五行概念的进化，可说是达到此一思维能力飞跃后，继阴阳哲理而产生的第二个成果。

总之，我们在这里提出一个新的叙事主线：即既基于三哲理的具体内涵，但又超越三哲理的表象，看到它们背后之逻辑思维实质和演化历程。我们相信，这应能较有效地应对前面提出的一些问题。

譬如说，一方面，作为三哲理的逻辑思维内核的主线，“形上一形下”的表述并无根本性的“硬伤”，至今仍然有用。故在西方科技崛起之前，它们的整合应用确实有其积极先进的一面。但另一方面，也需要看到，阴阳五行本身存在一些内在的制约，远没达到“至理”的高度。而且，从现代的观点看，“形而上”只是抽象一词的古代表达，本身并不能保证或确定对象信息的真实准确全面，即如所谓 GIGO（垃圾进、垃圾出）所想表达的那样：如果信息不实，所得出的结果就如垃圾一样。其次，即使对象信息真实准确全面，也不能保证由此产生的、作为抽象结果之原理必定正确无误。而正是在改革开放之初，对传统思维所作的两大关键改造 — “实事求是”、“实践是检验真理的唯一标准” — 把这两个潜在的漏洞都堵住了，使得仍然植根于传统文化思维的中国，能在短短几十年间迅速追上时代，走上势不可挡的复兴之路。

对于中医理论来说，哲理主导的说法虽非毫无根据，但这只是表象；用本节提出的、以哲理背后的逻辑思维去重新检视中医理论，则不难发现，中医理论更真实的来源，正是基于对生活经验的逻辑思辨；本书对中医理论的创新论述，即是建立在这一认知的基础上。

1.2.3 主流文化的影响

在中华三大主流文化中，儒道两家的影响是主要的；佛家起源于印度，到西汉时才开始传入中国，对中医理论影响相对轻微。

儒道两家分别以孔子和老子为宗师，但在孔、老所处的春秋时代，巫和医可能已经分家，但不排除很多人仍“兼职”，故《论语》曾记孔子赞同南人所说，“人而无恒，不可以作巫医”。到目前为止，考古出土涉医的文物，最早的如著名的《五十二病方》或《天回书简》，皆出自汉代的墓葬。已发现的战国时代墓葬数目很少，出土文物以器物为主，唯一发现有竹简的湖北郭店墓，竹简载儒道的文章不少，却没有涉医的。这些情况皆说明，当时的医术应仍以针石为主，方剂药物即使有，基本上也还是处在试错的经验积累阶段。故无论是孔子还是老子，他们留下的言论中涉医的都很少，说儒道对中医的影响，主要是通过影响医者的“三观”（价值观、人生观、世界观）而起作用。

儒家对中医的影响首先在于它的理性底色。“子不语怪力乱神”，“敬鬼神而远之”等，立足现实的态度鲜明。（相比之下，现今有些所谓“道医”教材，竟然还有符禳咒语一类内容！）相对于道家，儒家思想的另一特点是对人生以至社会的取态都很积极正直、“入世”。搜百度会发现不少人尝试把儒家学说的要点，用现代人的三观框架来归类，难度其实颇大。因为三观的概念类似于坐标维度，而孔子的论述常常是围绕个人与社会的规范为对象，有点象三维空间中的某个点，某些主张如三纲五常之类的规范，更像是由许多由三观所构成空间中的很多点所组成，因而很难把这些规范归入某个单一的维度或“观”。譬如仁和礼都是儒家的核心思想；孔子说“克己复礼为仁”，说它们三观都是，也可以。在古代，从医者需要有较高的文化知识和思维能力，而儒家学说在封建社会占统治地位，在这个文化环境中成长，医家的三观与儒家一致是很自然的事。从“医为仁术”、“医者仁心”等常用语，就不难看出儒家思想对中医的影响。

《论语》中有一句讲“君子三戒”的话和中医的生理观有关：“少之时，血气未定，戒之在色；及其壮也，血气方刚，戒之在斗；及其老也，戒之在得”。

这句关于血气的话，至今仍为人们所引用。血气是中医生理观全身层次中最核心的内容，可见对血气随年龄增长从盛到衰的基本认识，早在2500年前中医理论专著还未出现之时，就已经是人们从生活经验中体认到的常识。

道家主张“清静无为”，与儒家形成鲜明对比的，首先就是在社会人生的取态上。《内经 · 素问》的第一篇《上古天真论》，几乎一开篇就讲：“恬淡虚无，真气从之，精神内守，病安从来”，是很明确的道家观念。与儒家的入世理念不同，道家追求超越人生，通过个人修炼甚至可达到理想中的“真人”境界。在这一理念推动下，道家主要是通过养生（包括房术）、气功、炼丹等实践，在术的层面丰富了中医药的内容，可说与儒家形成互补的关系。

1.2.4 文化土壤的局限性

在现代科学诞生以前，医药知识只能从当时的文化土壤中生长，这其实是中外皆然。但中西文化土壤的不同，确实决定了生长于其上的各自医药知识“花朵”的种种差异。相对于西方社会在宗教占统治地位下的逻辑演绎思维，中国传统文化的特点是归纳性思维并通过喻象说理，即善于从大量的经验中总结出规律性的理性认识，这与中国人“理性现实”的民族性格可说是互为因果的。在1.2.2节里已经论证过，最能高度概括中华传统重归纳思维方式的，就是《周易·系辞传》所说：“形而上者谓之道，形而下者谓之器” — 意即源于事象的经验经抽象思维（形而上）上升为“道”（即各种原理，而哲理可视为各种原理向最高抽象层次的归纳），再反过来将已认识的原理落实成为“器”，即技术或各种软硬件工具，再应用到各个领域中去。

中华文化这一特质及其深层的思维模式，在古代各种实践中证明了其相对优越性。正如北大教授李零所说，从文化比较的角度看，西方的科学对应古代的方术，“他们【指西方】的术，古代不如我们，但现代比我们发达。在现代科学面前，我们的方术像巫术”[11]。反映在医药领域上，尤其因为经验之于临床具压倒性的重要性，表现为中医药从东汉起至民初的二千年里可说一直领先世界；而且即使自18世纪起以细菌的发现为标志，西方医药转向建基于科学实验之上后，经长达200年的时间，到20世纪初，西医的治病疗效总体上仍不如中医，这情况直到20世纪40年代西方发明抗生素治疗肺结核，中医相对于西医的优势才发生根本性的逆转。

如何解释中医药整体上从领先世界到落后于世界？根本原因在于中华传统文化和思维方式本质上虽然是理性思维，却未达到现代科学的高度。简单地说就是，在西方未达到科学思维主导前，植根于中华传统理性思维的中医药在世界医药领域占了上风；但当科技思维在西方取得主导地位后，源于传统文化理性思维的局限性就开始让中医药渐居下风了。关于这一点，我们将在2.3.1节再详细讨论。

传统中医药发展所遵循的理性思维，受当时技术条件的制约，不可能达到今天现代科技所达到的深度，故“知其所以然”客观上并不是必须的，在实践上没有必然性，而在医药知识发展的初期，这种取态甚至可以说是一个优点 — 无须把时间精力花在客观条件尚不具备的目标上，譬如中医用“气化”这个黑盒子去解释尚不明白的现象就是个很好的例子（关于气化更详细的讨论见2.1.3节）。

古代技术知识以总结传承经验为重点，亦即“知其然”，此一目的对思维手段有一重要影响：相较于西方逻辑演绎的思维较重视的是反证，传统的归纳性思维则自然倾向于重实证，以至于甚至有意无意地忽视反证。这种取态的副作用也是很明显的：这就是在强调实效的同时，不太注重发生的机制，也不太重视理论的验证，故其“理”的层次相对比较浅表，有时甚至迹近文字游戏。更为严重的是，对各种“理”之间的逻辑矛盾，基本上是一种实用主义态度，最明显的莫如五行“生克”学说自身所蕴含的内在矛盾，加上中国漫长的历史有利于崇古意识的形成，进一步加剧了文字考据以外的寻根究底之内生动力不足的倾向。

1.2.5 小农经济的制约

中医药的发展历程贯穿整个封建时代，不可避免地受到横贯这二千余年的小农经济的制约。主要表现在4个方面：

1. 重临床经验和强烈的个体 / 分散性质，导致知识系统的重叠和矛盾现象突出；
2. 方法学以试错为主，效率虽然低下，但立足临床，可重复性强；
3. 缺乏有效的淘汰与整合机制，以致不断重复前人的错误，传承效率低下；
4. 包括生产市场在内的整个医疗体系仍未能摆脱旧时代经济的特征，无法与以规模效应为基础的现代医药有效竞争。

我们认为，小农经济烙印给现代中医药发展所带来的制约可归纳为两个主要方面，一是缺乏“效率”意识；二是方法学严重滞后时代发展。

值得庆幸的是，现代中国的经济基础已远离小农时代，制约中医药发展的经济基础因此也早已不复存在，这无疑为中医药在知识体系和方法学上的改革进步准备了必要的条件。

只不过，小农经济生产方式在中国社会延绵了超过二千年，中国进入以现代工业为主要生产模式的社会只是最近半个世纪的事，全社会很大一部分人口仍处在小农经济所衍生的意识心态包围之中，这种心态习惯与现代社会的要求格格不入，最突出的表现之一，是缺乏严谨精确的专业精神，在中医界则表现为江湖习气弥漫，相较于知识体系和方法学的改革，旧心态习惯的改变和新专业精神的养成需要更长的时间。

1.2.6 官方的推动作用

纵观中医药发展的历史，与其他知识学科一样，皆遵循渐进积累然后产生认识上飞跃的过程。但中医药发展历程也有它的特殊性：官方在关键节点的推动作用；这似是与其他学科，尤其是现代学科有显著分别的地方。

如果不把对当时的哲理进行整合的白虎观会议算在内，中医史上迄今有 2 次由官方推动、具认识论上从积累到产生飞跃意义的伟大创举：

一是宋朝官订刊行《伤寒论》，可说是中医领域的“独尊儒术”或第一次“规范化”努力，为后世的医学进步提供了一个新的、更高的起点；

二是新中国成立后，毛泽东提出的“中西医结合”的方向，开启了中医现代化的进程。

民众的健康必定是负责任的主政者关心的事项之一，历史上当然不乏对中医药收集整理的官方努力，故上述两次创举，重点并不在官方二字，而在于所倡导的方向符合历史发展的潮流，因而起到推动的作用，简单说，就是“在对的时间做对的事”，这是讨论中医发展规律时必须把握住的核心要义。

参考文献

[1] “舞阳贾湖考古报告”，壹加壹文博考研，2021.09，网文。（【中医新论参考文库】Ref 1.1）

[2] 马如森，《殷墟甲骨学》，上海古籍出版社，2007.01，433 页。

[3] 冯时，《中国天文考古学》，中国社会科学出版社，2007.01。

[4] 张闻玉，《古代天文历法讲座》，广西师范大学出版社，2008.01，142 页。

[5] 李零，《中国方术正考》，中华书局，2006.05，210 页。

[6] “五行里‘金’的概念始自何时？”，萧铁，2022.02。（【中医新论参考文库】Ref 1.6）

[7] “五行问题与《孙子兵法》”，黄朴民，2021，网文。（【中医新论参考文库】Ref 1.7）

[8] “五音和五色是怎么来的？”，萧铁，2023.12。（【中医新论参考文库】Ref 1.8）

[9] 郭沫若，《中国古代社会研究》，科学出版社，1960，72 页。（转引自赵洪钧《中西医结合二十讲》（修订版），学苑出版社，2019.10，76 页）

[10] 赵洪钧，《中西医结合二十讲》（修订版），学苑出版社，2019.10，72 页。

[11] 李零，《中国方术正考》，中华书局，2006.05，11 页。

第二章

中医生理观：结构与功能

中医对人体生理的认识有一个漫长的过程，如果以《内经》为这个过程的起点，到清末王清任著《医林改错》之时，已超过二千年。即便是《内经》本身，也经历超过几百年的传抄，前后不一的地方随处可见。一方面受制于当时的技术条件和社会文化观念，另一方面受益于生活经验的积累和理性思维的发展，传统中医对人体生理的理解，是这两方面既冲突又互补的4种力量共同作用的结果。

当然，中医对人体生理的认识没有终点。随着封建社会的解体，中国缓慢但坚定地步入现代社会，从中西汇通到中西医结合，主张中医吸收现代知识的思想渐成主流，为我们建立现代中医生理观累积起大量的材料和观点。

本研究的目标之一，是通过与现代知识的整合，增强中医知识体系的逻辑强韧度，从而提高中医理论在现代世界的认受性；故一方面以有文献根据的说法为立足点和出发点；另一方面，对既与现代常识冲突、又不具临床指导意义的理论，譬如所谓“五运六气”学说之类，一概不予采纳介绍。但对于一些与现代知识有冲突却具临床指导意义的中医理论如脾的功能认识，则在指出其认知错误的同时，通过“虚拟器官”的概念，作为保留基于此类认识的传统医疗经验之根据。

与建基于对结构和机制的准确知识之上的现代生理常识相比，中医的生理观有2大特点：一是停留在全身和主要脏腑器官的层次；二是以功能界定或归属为主导思想。本章首先简述中医的生理观，然后与现代生理常识作一比较，在此基础上，对如何与现代常识接轨进行初步的探讨。

2.1　传统中医对人体生理的认识

在中医四大经典中，《内经》是唯一专门论述人体生理的著作，这方面最重要的内容就是关于气、血、津液和经络，以及五脏六腑的论述，两者分属全身和器官层次。以《内经》为代表的传统中医对人体的认识，既有将传统三哲理“形而下”到人体的一面，即所谓哲理主导，但更具决定性的，是结合历代医家根据生活与治病经验不断修改调整的结果（见图2.1）。本节先按这两个层次分述。有相当一部分的中医生理认识，如平衡、盛衰和生克等，乃是主要通过阴阳五行哲理的“形而下”推演而来，但也有基于实践的思辨验证，属于建基于全身和器官认识之上，对身体构件相互关系的理解。这部分的认识，连同气化的概念一起在第3小节讲述。在中医理论里，“正气”是一个经常出现的用语，是中医核心理念之一，实际上是对前三项认识的高度概括，故在本节最后从生理角度解释之。

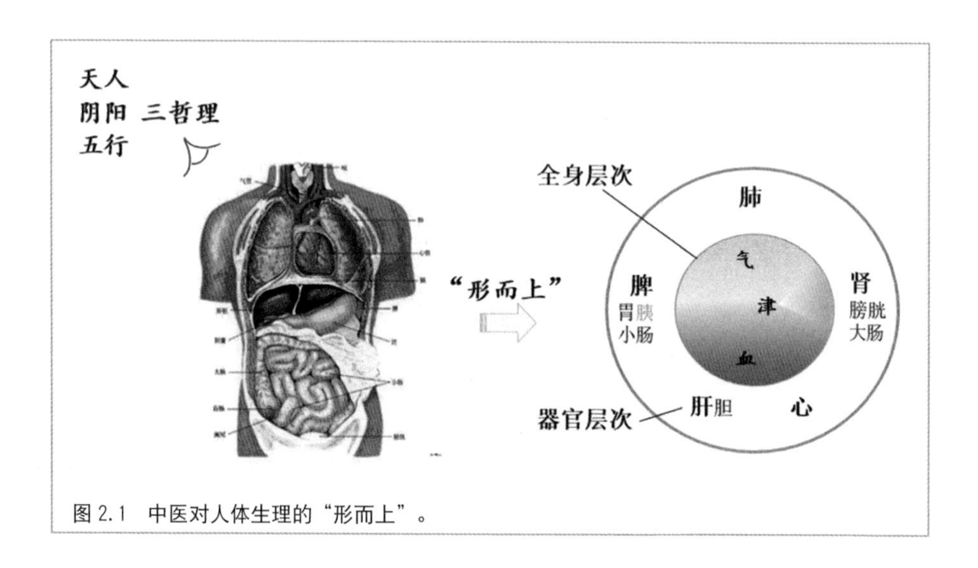

图2.1 中医对人体生理的“形而上”。

2.1.1 全身层次：气、血、津液和经络

一般认为，《内经》里面有些篇章最早可能在战国时期已经完成。而比战国更早的春秋时代，孔子已讲及气血[1]，而那时阴阳哲理尚未“成形”（见上一章1.2.2）。因此，以气血为中心的全身层次之认识，应该起源很早。事实上，从生活经验可知，“断了气”和流血不止都是生命结束或接近死亡的征兆，因此，气血作为认识人体生理的起点是很自然的事。

在《内经》时代，对气血的关注是压倒性的，对津液的认识相对较表浅。下表对《内经》里出现气血津液用语的篇章数的统计【按：关于产生这个统计数据的工具，详见6.4节的介绍】，反映当时对气血和津液重要性的基本认识。

《素问》（81篇）				《灵枢》（81篇）			
气+血	52	津+液	12	气+血	61	津+液	16
津、液	7	气、血	7	津、液	7	气、血	13
津	6	气	5	津	6	气	3
液	2	血	-	液	2	血	-
[无]津、液	37	[无]气、血	-	[无]津、液	44	[无]气、血	-

注：红字为输入主用语，蓝字为输入副用语

表 2.1　《内经》里出现气血津液用语的篇章数统计。

从上表可见：一方面，《内经》约 2/3 的篇章都提到气血，但其中超过 2/3 完全没提津或液；另一方面，出现津液的篇章数目占比不到 20%，而出现津液用语的这些篇章必有气血用语。不仅如此，在上述的篇章中，大部分篇章气血和津液用语数之比都超过 10:1。（个别含液字很多的篇章，最多的如《汤液醪醴论篇》，讲的却不是体液而是汤液。）上述情况表明，当时对津液的认识，很大程度上是依附于气血的。还有一点值得注意：在以津液为主用语的篇章数据中，或气血并见或只见气字，但却没有只含血字的篇章 — 这似与津液可能是从血中分离出来的直觉相反。

现代中医把津液解读成血以外的所有体液，可视为用现代知识更新古人原有认识的一种努力。即便如此，经典里对津液似没有达到可称得上是洞见的认识。

针灸的实践，结合气血的运行，是从脉即血管实体到产生经络概念的动力。

战国之前的“前《内经》时期”，应该是巫—医开始或已经分家的时代。这时的医似乎仍是以针石为主。经络学说可能在这个时期形成，至少可以说，当时对使用针石治病已有很长时间的经验积累。

《灵枢·营卫生会第十八》有一段话，高度概括了气血经络之间的基本关系：“人受气于谷，谷入于胃，以传与肺，五藏六府，皆以受气，其清者为营，浊者为卫，营在脉中，卫在脉外”。古人从“吃饭拉矢”和吃了东西就有气力这些最基本的生活经验，很容易就能推断出从消化道进入体内的食物（即广义的谷），经胃“消化”成营养物质，由血液经血管输送全身。这里虽然没有直接提到血，但古脉字的原意即是血管，经络原是经脉和络脉（经脉分支）的合称。因此，这段话明确指出，食物经胃消化后产生成为五脏六腑均需要的“气”，但可分为营卫二气，且“营在脉中，卫在脉外”。

古人没有发现神经的存在，很多针灸的传感和治病效应不能从血管的走向来解释，于是通过阴阳哲理的“形而下”思辨，发明与“营气”相对的“卫气”概念，并让它在原为血管的脉之外运行，这样就可以摆脱受血管走向的限制。因此，经络可说是源于实体血管却又异于血管、作为卫气运行的通道，达到经由它收纳针灸治病经验的目的。可以说，经络学说就是通过血管的“气化”来实现的。

值得一提的是，《内经》尤其是《灵枢》有不少篇章涉及针刺的知识，特别是《灵枢·刺禁论》，里面所载关于针刺禁忌（如致死致盲致聋等）的内容，非常真实可靠，明显是基于医疗事故的总结[2]，再一次印证生活经验是中医知识的真正来源。

古人所说的卫气，近似现代的免疫功能，是针灸如何通过经络起到治病作用的根据。所以，卫气和经络，可说是古人在全身层次最重要的理论创新。

2.1.2 器官层次：五脏六腑 — 狭义与广义

脏腑学说的形成，表明传统中医对人体生理的认识从全身层次深化到器官层次，但这个过程非常漫长，而且与已经形成的知识或哲理经常发生冲突，需要不断调整修正。

《内经》里最早集中提及脏腑名字的篇章是《灵兰秘典论第八》（见下页文框）。【关于此篇的详细讲解，可参看［3］。】此篇的重点在于以王朝官位的重要性来比喻 12 个器官的相对重要性，但含有功能方面的隐喻。值得注意的是，文中所列的 12 器官统称为藏（脏），显示脏腑之分是后来的事；12 个器官中除了脾和胃，每个器官都有独立的官职和功能比喻，但脾胃却是合在一起讲的，表明脾与胃合起来扮演把食物从消化道转成营养进入血管的想法，很早就已形成。此外，几乎贯穿传统中医理论的阴阳五行思想，在这篇里却连个影子都不见。

脏腑的五行配属问题曾经困扰过古人。原因是早在医经出现之前，古代祭礼

> **《灵兰秘典论第八》**
>
> 黄帝问曰：愿闻十二藏之相使，贵贱何如？
> 岐伯对曰：悉乎哉问也，请遂言之。
> 心者，君主之官也，神明出焉。
> 肺者，相傅之官，治节出焉。
> 肝者，将军之官，谋虑出焉。
> 胆者，中正之官，决断出焉。
> 膻中者，臣使之官，喜乐出焉。
> 脾胃者，仓廪之官，五味出焉。
> 大肠者，传道之官，变化出焉。
> 小肠者，受盛之官，化物出焉。
> 肾者，作强之官，伎巧出焉。
> 三焦者，决渎之官，水道出焉。
> 膀胱者，州都之官，津液藏焉，气化则能出矣。
> 凡此十二官者，不得相失也。……

曾把五脏按节令排序，得出脾肺心肝肾分别对应木火土金水的五行配属。但中医采用的是肝心脾肺肾的五行配属。东汉经学大师郑玄曾评论说："今医疾之法，以肝为木，心为火，脾为土，肺为金，肾为水，则有瘳也。若反其术，不死为剧。"郑玄所整合的经学，虽以古文派为蓝本，但能客观承认"医疾"之脏腑五行配对，能使疾病痊愈（"有瘳"）；且如果不按医界五行（与今文派之五行配对相同）去施治，病情多会加剧甚至死亡。

从12藏分成脏腑两大类是个进步。脏为阴，腑为阳，明显是在阴阳五行哲理指导下，实际上将主要器官分为血脉和消化道两大系统："五藏者，所以藏精神血气魂魄者也。六府者，所以化水谷而行津液者也。"（《灵枢·本藏第四十七》、《灵枢·卫气第五十二》也有类似说法。）古人注意到，肝脾肺肾这四脏，肉眼所见形态上为实心，与消化道器官的中空明显不同，故以"藏"（今脏字为简体）统称血脉系统的器官。而由此而来的问题 — 藏什么？无疑为五脏的功能扩展作了铺垫。可以说，脏腑之分并不纯粹是阴阳哲理的"形而下"，而是有源于实体观察的考虑。

脏腑之五、六两个数字是源于所谓"天数五、地数六"的观念。另一说法是"天有五音，人有五藏。天有六律，人有六府。"（《灵枢·邪客第七十一》）六个腑中实际上只有胃、小肠、大肠是消化道的一部分，胆虽不是如胃肠般是消化道

的 部分，但胆汁是消化功能的一部分，说它与消化道有联系亦不为过。但膀胱和三焦则与消化道无关。不过，膀胱至少符合中空的形态，而三焦作为一个器官，实指人体哪一部分却一直存在争议。实际上无论在药性的归经还是证名里都很少出现，说明其“用”主要是满足“天理”的要求，不妨称之为天人哲理的填充物。不仅如此，因为阴阳需要成双配对，五脏六腑两个数字加起来只有 11，但手足三阴三阳共有 12 经，于是再增加一个心包脏去跟三焦配对。故心包可说是阴阳哲理的填充物。因为有了这 2 个填充物，五脏五腑变成六脏六腑，可与 12 数的地支（子丑……戌亥）产生 1－1 的配对，因而在古人看来，较能满足传统三哲理的各项要求。这再次说明规避反证或矛盾，在传统思维中常常让位于满足位阶较高的、已认知为“至理”的需要。

前面提到的三阴三阳，是中医经典里一个经常见到的术语，既与经络和脏腑有固定配对，也用来命名伤寒病的分类，还有一些与八卦卦象相关联的说法。作为传统中医知识，不可不知。故下图综合脏腑与手足经络之间的关系，并用红线标示所谓循行路线。

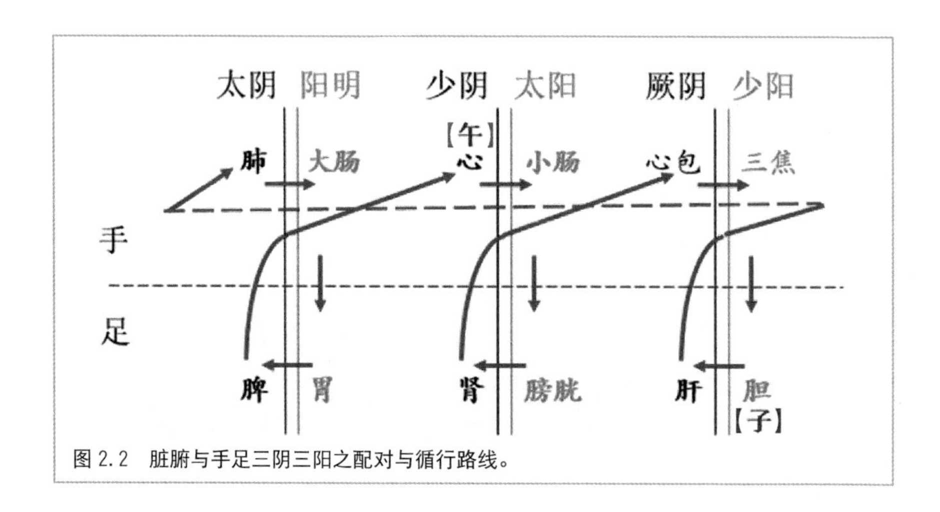

图 2.2 脏腑与手足三阴三阳之配对与循行路线。

记住下面5个要点有助记忆：

1.3对阴、阳经按上图排序；手足各3对共12经。

2. 先将五脏配6条手、足阴经中的5条：肺心在手，脾肾肝在足。

3. 次将五腑按五脏之表里关系分配至对应之阳经。

4. 三焦和心包最后分配手少阳及手厥阴2经。

5. 所谓循行路线，如图中红线所示，始于手太阴经而终于足厥阴经，最早在《灵枢・经脉第十》里已经定型。

关于子午流注

"子午流注"是在手足三阴三阳共12经与脏腑配对的基础上再与12时辰进行配对。现今所据版本《子午流注针经》，为金代医家阎明广所著。

所谓循行路线，最早见于《灵枢・经脉第十》。《灵枢・阴阳系日月第四十一》虽有提及12经与干支的联系，但其中的地支所指的是月而非时辰；手、足经分别对应天干、地支符号，且同一手、足的阴或阳经，左右有不同的干支对应。

《伤寒论》里虽对六病均有"太阳病欲解，时从巳至未上"之类的条文，三阴三阳不仅不分手足，更重要的是，汉代计时为1天100刻制（有铜壶滴漏的出土文物为证），很多证据显示，地支用于纪时发生很晚，至少是魏晋以后，故《伤寒论》里关于六病欲解时的条文，如果所用地支符号确指时辰，不能排除是后人加进去的可能性。

图2.2把脏腑与手足三阴三阳的关系整合在一起，记住此图，可反推脏腑的手足阴阳经名。譬如若问小肠对应何经？查上图小肠的位置，可知是手太阳经。

如前所述，脏腑与手足阴阳之配对，主要是因为要满足天人和阴阳哲理的需要，但在王冰之前，《内经》并无将之与地支时辰相配，原因很简单：因为秦汉之时，一日分为百刻，地支符号还未用于纪时 — 这有出土文物可证：如汉代的计时工具铜壶滴漏，将一日分成100刻而不是96刻。还有，《灵枢・营卫生会第十八》说"卫气行于阴二十五度，行于阳二十五度"，"五十而复大会"，明显更符合汉时的百刻计时制。但到王冰之时，地支也已用于纪时，于是便出现手足阴阳经与地支时辰的配对。【按：读者如有兴趣，可用6.4节所介绍的《内经》用语检索器，输入地支用语，当可验证《内经》出现地支符号的篇章并不多，但将地支（如寅卯酉）用作时辰标记的，则只出现在王冰编入的那几篇“大论”里。】不过，因为地支的方位五行配，子午分属北水南火很早就固定下来，一旦套用在手足阴阳12经上，其五行属性和脏腑的五行属性便起冲突。譬如（图2.2）因心属火故以午作起点，按地支之序，子位（属水）却与胆配。反过来说，如果以肾水为子作起点，则心不可能配午火。

2.1.3 与阴阳五行相关的观念和气化

中医生理观除了与现代解剖学相当的、关于结构与功能的认识外，还有从阴阳五行哲理启发而来的、关于身体构件间关系的推想。这部分观念或认识，从本质上来说，应属从身体结构—功能认识方面的“形而上”（抽象或总结），但古人在缺乏必要的技术条件下，通过对当时所认知的“普遍真理”形而下（应用）到人体而获得的。目前这方面的研究还不很成熟，这小节只简单提几个较重要的概念。

平衡

二分法把事象的某些属性分成相互对立的两个方面，阴阳哲理认为这两方面的平衡，可使统一体达到理想或最佳状态。中医把阴阳哲理直接应用于人体生理，平衡的观念可说是最为成功的部分。从现代生理常识看，确有很多可二分的结构—功能分类，是“暗合”平衡观念的，如气血、雌雄激素、水电解质、神经分类中的运动—感觉、交感—副交感等等。其中气血的关系尤为特殊，譬如气血功能间有互为因果的关系，这与阴阳哲理中的“互根”观点颇为吻合[4]。

不过，需要指出的是，二分法固然可用于任何事象，但不等于所有的二分结果都以平衡为目标。譬如八纲辨证中的虚实（关于八纲辨证，详见4.1.2.2.2），是对阴阳失衡表现的二分；但虚实之间不讲平衡，而是要通过扶正祛邪的手段，

让正气回复到正常的主导地位从而恢复阴阳平衡

盛衰

盛衰也是阴阳哲理或二分法之应用；但与平衡的主要分别在于：平衡讲的是某个时间点里两个对立力量之间的关系，而盛衰讲的是跨越一个时间段的整体趋势，特别是指人体的整体生理状况，从出生到死亡的全过程，基本上像一个倒“V”字，由弱至盛转衰。除了前引孔子讲人生几个阶段的血气盛衰有所不同，反映这在医书出现前已属常识；《内经》则更具体讲到男女分别从 14 岁和 16 岁“天癸至”，28 岁和 32 岁达到盛壮，然后转向虚衰的“天癸竭”（《素问·上古天真论篇第一》）。

人体的正气盛衰可说是给人的整体健康上了一层底色，中医的望诊中对病家气色的观察（详见 3.2.3），结合年龄和病史就可对病家的整体状况有个基本的把握。对于治病来说，这是需要考虑的重要因素，因为即使生理机能所处的水平可能相若，但病家是处于上升期（如发育阶段）还是下降期（如超过 60 岁的老人），即使是症状表现相似，仍需区别对待。

生克

虽然生克本身可以归类为二分法用语，但却也是五行学说的标志性用语；而五行学说与阴阳哲理的融合，成为古代各种技术的理论基础。实验验证的思维在古代反而不是确立理论必须遵守的规范，故只能通过与现成的“至理”挂钩来解决理据的需求。但随着科技成为社会发展的主导力量，除中医外的各种术都已退出历史舞台，故中医甚至可以说是传统术数文化的活化石。

在传统中医理论中，五行生克主要用在脏腑的关系上。但在实践中，无论五脏如何与五材对应，总会发生与五行学说相悖的状况，五行学说在中医的应用可说是漏洞百出。对坚持要用五行哲理作为中医理论基础的人来说，也许被《中国中医药报》誉为“泰斗”的已故“国医大师”邓铁涛，能给予他们多一点理性的思考。邓获得国家科研基金的赞助，于2008年发表研究报告[5]，其中有一整章对五行生克学说在现代科学面前所显示的局限性作了深刻的检讨，值得所有有志继承中医、维护经典思维的人重视，在这里摘引两段具指标意义的文字供参考。有兴趣的读者可到【自助中医】网站参考文库找到更详细的介绍[6]。

五行生克学说指导解决过一些临床现象，但并不能证明它完全合理；相反，存在不适用五行生克来解释，甚至与五行生克规律相反的治疗案例，这些反例的作用更重要。……五行学说为了解决反例，覆盖更多的脏腑关系情况，提出一系列的补充性理论作为"保护带"以增强五行学说的解释能力，如"乘侮学说"、"亢害制化"，还有后来的五行互藏、五行颠倒等新理论。但即使有这些辅助理论，也仍不能赅尽五脏关系，许多问题仍难以解释的。……像"五行颠倒"这样完全与五行基本理论相悖的学说，已不能再认为它是"保护带"了。所以，从科学理论进化的观点来看，五行学说到了需要证伪的时候。

在五行模型中经常运用的基本原则，包括类比和隐喻。尽管应该指出，过分依赖类比或隐喻来建立的模型在逻辑上是不可靠的，……

气化

首先，严格来说，"气化"不属于哲理的"形而下"。其次，虽然儒道两家都讲气，但"气化"更多是一种逻辑思维操作而不是什么哲理，用现代语言讲，叫"黑盒子"。或者说，"气化"是黑盒子的标签。

古人对人体生理的知识只达到脏腑层次，而且即使在此层次，相对于现代生理，理解也是很浅表的。但对古人来说，目的是治病，对发病和健康恢复机制细节的了解是次要的，因为那时根本不具备所需要的知识积累和技术条件。凡是古人不知道但能从结果判断具相关性的，都用"气化"去解释，相当于电视机对绝大部分现代人来说就是个黑盒子一样 — 打开已连接电源的电视开关，结果屏幕亮了，有声音画面出来，里面怎么产生这些声音画面，随便到大街上或公园里抽样

100个人，有几个人讲得出个“所以然”？而且，不要忘记，除了电视，还有手机、电脑……

在《内经》里用“气化”这个黑盒子去解释人体生理的，最突出的有3个，除经络已在2.1.1讨论外，另外2个是：

· 膀胱：古人看不到尿道，于是将尿液排出的机制解释为膀胱的“气化”。

· 脾：古人知道吃了饭就有力气，几天不吃喝就会饿死；也知道吃进去的会化成“精微”，通过血管送达全身，但不知道这中间具体发生的机制。没关系，从几条与心连接的大血管的脏中先排除心肺肾，剩下肝脾二脏，脾较靠近胃，于是让脾来主“运化”，具体的机制自然也是通过“气化”实现。

《内经》应用“气化”概念的例子实际上还有一个：五运六气学说。但它不是用于解释人体生理，而是将五材为标签的天道“气化”成主、客气间的相互作用，用以解释各种疾病的发生和分类。但与人体生理现象不同，以年干支的五行属性推导出来的五运六气，根本不是客观真实存在的规律性现象（甚至南北半球就不可能一样），故实际上从一开始就与客观现实完全不相干，不可能会成功。【按：笔者曾对《内经》使用“气化”的用语作过数据分析，有兴趣的读者可参阅[7]。】

上面3个古人成功运用黑盒子的例子，很能说明知识和智慧的联系和区别。知识可以代替智慧，但智慧正是体现在不具备相关知识的情况下，通过思辨去解决问题。“气化”其实就是“正常功能”的代名词。治病的本质就是通过药物或其他手段，使病家回复正常功能。这是在不需要了解发病和痊愈机制细节的情况下，通过思辨去掌握经验的实践。古人在当时的条件下运用黑盒子思维解决问题是真正的智慧；但在与之相关的现代知识已成中小学生常识的今天，如果仍然坚持用“气化”学说的黑盒子去解释相关生理现象，那就不再是智慧而是愚昧了。

不过，话又说回来，黑盒子的智慧，即使到今天仍有用得上的时候。因为人体的运作实在是极其复杂的，尽管现代科学已经揭开人体越来越多的奥秘，但仍有许多搞不明的机制、治不了的病 — 这正是黑盒子适用的条件！

2.1.4 正气：人体的自我修复能力

正气是什么？《内经》因经多人之手，用语（包括精气）和含义并不统一。虽然散见于十数篇章，但比较重要的是下面3段话：

"正气存内，邪气［不］可干"（《刺法论第七十二》）

"邪气盛则实，精气夺则虚"（《通评虚实论第二十八》）

"荣者，水谷之精气也，和调于五藏，洒陈于六府，乃能入于脉也。"（《痹论第四十三》）

这3段话从3个不同角度确立了正气的基本意思：一是作为病邪的对立面；二是负面表述为虚，三是与精气 — 水谷之气 — 的关系。尤其重要的是第二点，后世概括为"正夺为虚，邪盛为实"，成为八纲中的"虚"和"实"的定义。

用现代医学的话说，狭义的正气指人的自我修复能力和相关的生理功能，广义的正气则可理解为人体的新陈代谢。这与现代的认识其实高度一致。譬如现代医学认为，人跟病毒的斗争，最后必须通过人体自身产生抗体来战胜病毒。

综合起来，正气代表中医对生命本质作为动静态统一体的抽象表述，是中医生理观的核心主题。中医两大核心理念中排首的"扶正祛邪"，不仅是中医理念的高度概括，而且明确表示对维护正气的重视，超过对病邪的消除。【按：扶正和祛邪之间虽然是辩证关系，但侧重可有不同。金元时期河间学派的张从正主张治病以攻邪为主，但同时代的张元素及其后的李东恒到明代张景岳，皆主张以扶正为主，温补派医家遂成主流。】

2.2 与现代生理常识比较

我们把前面讲及传统中医对全身和脏腑两个层次的认识与现代生理作一比较整理成下表(图2.3)。

表中左方之每一中医脏腑进一步分为3个层次，第一是指实体的脏腑，第二是中医认为与该脏相关联的其他组织如肌肉筋脉，再下来则属"功能归类"的广

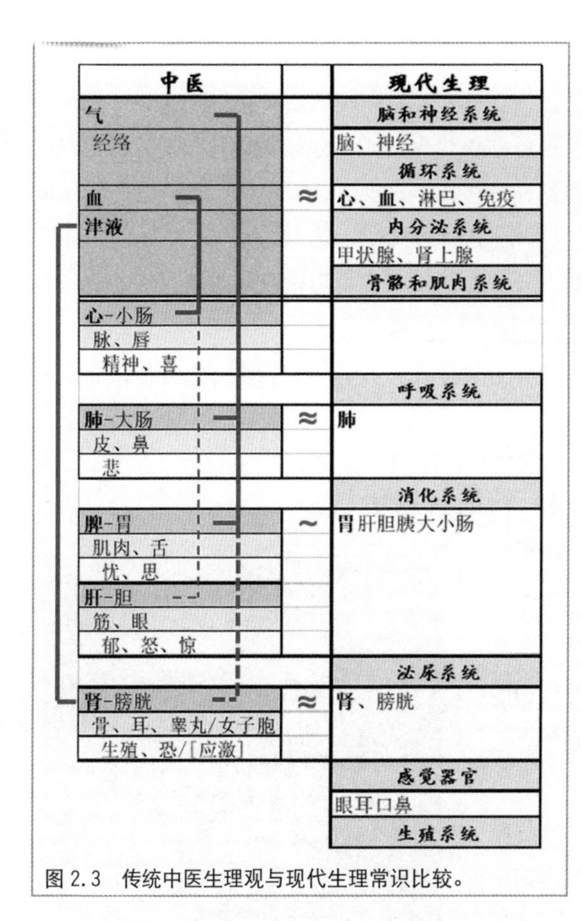

图 2.3　传统中医生理观与现代生理常识比较。

义部分。在左方的中医部分，粗红线代表中医认为有直接关系的实体（如心－血或津液－肾），虚线代表有间接关系。

在脏腑实体层次，心、肺、肾与相应的现代功能系统的主脏器官有不错的对应；消化系统的对应差别较大，尤其是让脾来担负消化之主责，很难不算是个失误。不过，如果从中医的脏腑实体与对应的现代功能比较角度看，总体上可以说达到现代常识的 70% ～ 80%。一方面，这可视为传统中医在近二千年前已达到的成就；但另一方面，却反映出在此后很长一段时间里，中医的人体生理认识实际上是停滞不前的。

2.3　中医生理观应如何与现代生理常识“接轨”

在中医三观中，生理观是唯一能与现代知识接轨的接合点，因为传统中医的病理模型，一方面是建基于停留在气血脏腑宏观层次的生理知识之上，另一方面则是通过对经验进行归纳思辨而形成病理模型，再在此病理模型上建立以辨证为特色的诊治观；但西医主导的现代生理学向微观方向发展，现代的病理医理都是建立在细胞、DNA、病毒表面蛋白结构等微观层次，而且通过严格的科学实验验证过程，所以中医的病理医理无论是在知识层次还是在方法学上，都无法与现代医学体系衔接。

即便是这样，中医通过狭义的脏与现代生理常识连接仍有其必要，因为现代生理知识可以补充中医没有论述的微观层次，这既不会对传统论述构成颠覆性的冲击，亦有助于增强中医在现代人眼中的逻辑强韧度。为此，我们先从“脾主运化”的失误入手，探讨其原因及教训；再就如何与现代生理常识接轨提出我们的一些想法。

此外，有些中医的猜想如经络，通过现代科技的研究，也许还能提供崭新的知识。本节将就这方面作一些简述介绍。

2.3.1 “脾主运化”的失误：教训与启示

古人为什么会误认脾是主消化之脏？从逻辑思维的角度，仍有值得探讨的地方。

我们先梳理一下古人对脏腑结构的认识。五脏中，甲骨文里只有心字而且可说是心脏结构的“写意画”（见 1.1.1 节之图 1.2），说明心作为最重要的脏器，甚至在文字形成以前已经被人们所知晓。这应该是与氏族或原始社会的战争和祭祀有关，即是：源于生活经验。

从商代起直到西方医学到明末开始进入中国之前，中国历史上有过 3 次具医学意义的解剖。第一次是在东汉初——这时离甲骨文的商代已逾千年，王莽曾以“可以治病”之名对死囚进行

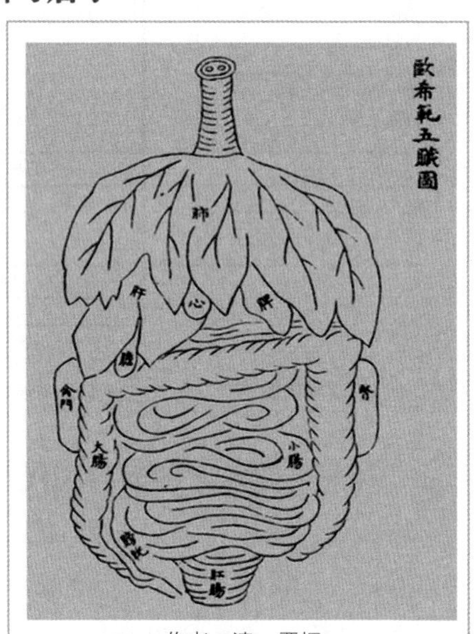

作者：清・严振
版本：清康熙写本
收藏单位：中国中医研究院图书馆藏
图 2.4 宋代的《欧希范五脏图》。

解剖，其中包括“量度五脏”和“以竹筳导其脉，知所终始”（《汉书·王莽传第六十九》）[8]。可惜的是，这次活动的详细纪录包括绘图等似已全部亡佚。第二次发生在约一千年之后的北宋庆历年间（1041-1048），由宜州推官吴简与医生和画工到刑场解剖尸体。这次除文字记载外，还留下了《欧希范五脏图》[9,10]（见图 2.4）。

第三次解剖活动也发生在宋代。史载崇宁五年（1106）某日，楚州名医杨介接到州监庙官李夷行的指令，率领画工前往泗州刑场，解剖犯人尸体，以《欧希范五脏图》为蓝本绘画详细的脏腑图，名为《存真图》[10, 11]。《存真图》（见图 2.5B）可说是最能说明古人对脏腑结构认识的证据。

根据以上史实，我们对古人把脾误认为主消化功能的原因作下面的推想。首先，五行成为主导哲理以后，心肝脾肺肾很快便成为对应五行之五脏，这似乎没有产生过什么争议（与五材的具体配对则有不同主张）。按《内经》说法，“脏者藏也”，器官形态（中空还是“实心”）是判别标准之一；另一个重要的标准应是肉眼可见的［动脉］血管从心与其他四脏的连结[12]。五脏之中，心肺肾与血气津液间的关系，应该很早就从生活经验中得知。故肩负从消化道里的水谷变成血中精微之责者，只能从肝脾中二选一 — 这本身反映的是逻辑思维的排除法。

在肝脾两个选项之间，关键不是水谷如何化成精微，而是精微如何从处理水谷的消化道进入血管。直到西方医学传入之前，古人对血液循环只有一个很模糊的了解，即是基于思辨的“如环无端”（《灵枢·营卫生会》）。然而，如果没有微血管和静脉的发现，根本谈不上对循环机制的认识，因而不可能达至精微从胃肠血管经肝门静脉进入肝，然后经心、肺循环再走向全身这一路径的现代常识。另一方面，胃是水谷进入消化道的第一个主要器官，也是很早就从生活经验得知的。古人可能认为脾与肝相比，脾离胃更近，又见到脾有血管通向心脏，在缺乏血液循环机制详细知识的情况下，让脾而不是肝负起化水谷为血液精微之责，看起来也并非不合理。《灵兰秘典论》在讲十二脏时把脾胃放在一起讲，这应该是很早就已达成的认识。

需要再三强调的是，虽然传统中医强调传统三哲理的指导作用，但五行哲理在中医脏腑学说里所扮演的角色，只是决定脏的数目和它们之间的［生克］关系；但各脏自身的功能主要不是从五行去推衍，而是由生活经验而来，尤其是心肺肾三脏的功能更是这样。脾主运化的认识，从现代生理常识看是不符客观实际的，但在古代当时的技术条件和知识积累水平下，首先是源于实际需要 — 需要解释消化道的精微如何进入血管（运化）；由脾来负责这个功能，如前所述，既有逻辑思辨的成分（排除心肺肾），也有源于生活经验的观察（脾较近胃），故仍不失为一种合理的猜测 — 科学并不排斥以猜想作为命题；作为命题的脾主运化，至少与当时古人的生理认识并不矛盾。

脾主运化这一猜想最终证明是错误的，从经验教训的角度看，值得思考的是：是什么让古人对这一错误认识延续超过千年竟毫不察觉？我们应该从中吸取什么教训？

前面的叙述把中国古人对人体生理的认识分成两个层次，全身层次的血气概念在春秋时代已经确立；五行学说在战国时代的成熟，推动了器官层次的脏腑学说的形成和发展。从现代常识看，心脏及其在血液循环中的角色，是连结这两个层次之间器官和血气功能的关键所在。但古人，无论中外，对此的认识只能说是基于逻辑推理而非基于对循环机制的准确了解，因此实际上在很长的一段时间里，可说是处于不准确与模糊之间。我们先简要介绍心脏在血液循环中之角色的现代常识，然后以此为背景，通过文献回顾相关历史，以期从中引出经验教训。

从图 2.5A 的说明可知，要理清血液循环的路径，最为关键的一段，是已被使用过的“旧血”，通过体腔静脉汇集于右心房，然后进入右心室，心室收缩时经

心脏结构与血流的现代常识（简略）

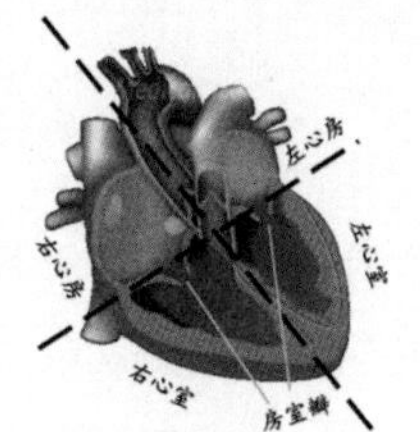

- 心脏右-左、上-下的结构及分工
  - 右-左分工：
    - 右心收全身旧血（蓝色）向肺输送
    - 左心收肺鲜血（红色）向全身输送
  - 上（心房）-下（心室）分工：
    - 心房汇集血液，房室瓣打开，血液进入下方之心室
    - 动脉瓣开启，心室收缩，将血液泵离心室（左下图）
- 肺循环
  - 右心室之旧血经肺动脉进入肺脏
  - 血液中的二氧化碳在肺中被置换成富氧鲜血
  - 鲜血经肺静脉进入左心房
- 体循环
  - 鲜血经动脉瓣从左心室流出，经体动脉流向全身
  - 体静脉经多次汇合成上、下腔静脉进入右心房
- 若以心室为心之轮廓，只有2进2出之管道；但若心之边界包含心房，则见极复杂之分支

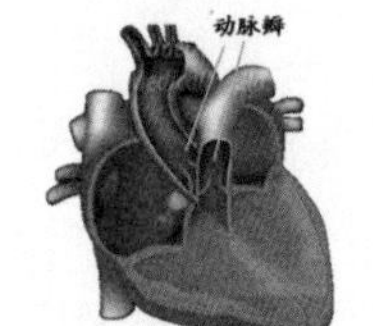

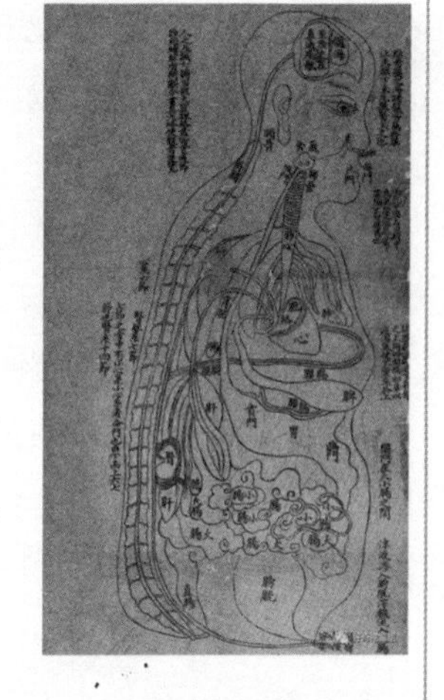

A. 图片来源：AlilaMedicalMedia.com　　B.《存真图》

图 2.5　心脏结构与血液循环的现代常识 vs. 中国古人所见心与其他四脏的连接。

肺动脉进入肺脏，完成二氧化碳与氧置换后成为鲜血，经肺静脉进入左心房，从左心房进入左心室后，再从左心室泵入体动脉流向全身。古人“如环无端”之“环”的猜想中，【右心室 → 肺动脉 → 肺 → 肺静脉→左心房】这段肺循环，是血液循环中两个“闭环”中的一个（另一个“闭环”段是体动、静脉间的毛细血管）。而关于肺循环及心脏在其中所扮演角色的认识，正是将中医整体层次之血气和器官层次之五脏连结起来的关键所在。如果对血气与五脏之关系的背景知识没有达到这个深度，对精微如何从消化道进入血管，即“运化”如何实现的问题，就不可能达到正确的认识。

图 2.5B 的《存真图》，从心分出 4 条血管，分别连结肝脾肺肾四脏，显然是按照心为五脏之核心这个已成定见的观念推衍而来，因为从上面的心脏结构图可知，心脏表面有多条血管，在当时无论是必要的知识积累，如实体心脏内部左右

及房室之分（图 1.2 所展示甲骨文的心字反倒是有这样的暗示），还是技术条件，如至少有如放大镜那样能放大被观察对象的细节，皆不具备的情况下，虽有过几次史书有记载的解剖活动，且有“以竹筳导其脉，知所终始”的主观愿望，但要搞清基于路径的循环机制，历史已证明这是不可能的任务。

解剖学的意义在于通过解剖实体结构去了解、认识生物体的功能。西方的解剖学意识虽然很早就出现，但不要以为有了这个意识，就能自动达到正确的认识。西方从血液循环意念的出现，到血液循环机制的确立，也经历了超过千年的发展历程。公元 2 世纪时的古罗马名医盖伦通过解剖动物认为，左 - 右心室中间有个小孔，让血液得以流通循环。此说直到 16 世纪时才被西班牙人塞尔维特所否定，塞尔维特并首次提出肺循环路径的猜想；英国人哈维稍后发表的《心血运动论》，进一步推论肺内的动脉与静脉间存在血液的通道。到 17 世纪初，作为现代科学诞生的标志，望远镜的发明首次通过工具把人的感官能力扩展到远超出人体的自然极限；望远镜视像放大原理的进一步应用，结果即是显微镜的发明。正是在显微镜的帮助下，1661 年意大利的马尔比基证实了哈维的推论：肺内的动脉与静脉之间存在毛细血管，把肺动脉的血液连通到肺静脉[13, 14]。18 世纪法国化学家拉瓦锡，用实验论证了当时用来解释燃烧现象的所谓“燃素”，实际上是氧气和氧化作用的结果。正是从 16 世纪开始延续超过百年的这一连串发明和发现，为血液循环的现代知识奠定了坚实的基础。

回顾中外对心脏和血液循环认识的历史，可以很清楚地看到，血液循环从意念到机制的确立，离不开技术工具、知识积累和逻辑思维三个维度的发展合力。而且，无论中外，逻辑思维与前两者形成某种辩证关系，在前两者完全成熟前，通过突破性意念的产生，对技术和知识的创新发展起到引领和推动的作用。

血液循环的意念，中外在时间上的起点相若，在机制的认识上也同样有超过千年的停滞不前。中国人理性现实的民族性格，让中国人将精力更多地放在解决问题上，对现象背后发生的机制（“知其所以然”）相对忽略，有时甚至漠视。

相形之下，西方经过文艺复兴的洗礼，理性精神冲破中世纪教会的桎梏后，人们对事物间因果关系的强烈追求，体现在对所有事象机制的探索上，成为许多科技发展突破的动力。在这过程中，基于实验验证的方法学逐渐形成，其先进性在于：先确立需要论证的假说或命题，尽量把决定因果关系的因子从众多其他要素中剥离，然后以别人可独立地重复的实验结果去证明命题的正确。方法学的日益进步和规范，导致新的科技突破不断出现，为更大的发现和突破积聚能量。实验室在西方上层建筑中的地位和作用也随之不断提升，中西文化在这一点上的差异，到18世纪时已经非常明显。

我们主张，中医对脏腑的认识主要是运用逻辑思辨于生活经验的结果，而脾主运化的错误认知，可说是即使是符合逻辑的思辨之局限性所在：即仅靠“气化”之类的黑盒子把输入（水谷）和器官功能输出（血液中的精微）连结起来，而没有对发生机制全过程的完整展示和经得起质疑的严格验证，所得出的认识是不可靠的。因此，仅凭思辨的理论，不管是基于哲理还是逻辑，是不可能在知识的深度和精确度上与现代科学抗衡的。

从中外对血液循环认识的历史可以看到，中医在起始阶段并不比西医差，在现代科学兴起以前，中国人理性务实的民族性格，甚至使中医在诊治疾病方面长时间领先世界。近代西方在医学上反超中医，是产生科技知识的方法学上的进步向医疗领域扩散的结果。传统中医获得治病知识的方法学，可说是基于试错的逻辑思辨；这与现代医学遵循基于实验验证的现代方法学，存在着不容忽视的差距。

还应当看到，随着以电脑的发明普及为标志的现代信息技术革命的深入发展，作为现代方法学的核心之实验手段，更出现以数据、模型和模拟（simulation）为特点的一系列新发展，特别是2022年末面世的生成式人工智能工具，把科技这个第一生产力的重要性，推升到前所未有的高度。因此，如何在方法学上追上时代，将决定未来中医发展的成败。

2.3.2 与现代常识衔接的关键：词可有多义

到目前为止，我们对中医生理观在全身和脏腑层次的讲述，并没有、实际上也不需要传统三哲理很多的介入，相反，我们一而再、再而三强调的是，古人相关的认识主要来自对生活经验的逻辑思辨。如前所述，以现代常识检验，传统中医生理观的主要失误有二：一是在全身层次，用“气化”血管成经络的思路，绕开因没有发现神经的制约，去解释单靠血管解释不了的针灸治病的现象；二是在脏腑层次，误以为脾主运化。但就这两者对中医理论的重要性而言，前者主要影响针灸，后者则主要影响以辨证为基础的方药治疗。本研究以方药为主，故在思考如何与现代生理常识接轨，主要也是从脏腑，尤其是应如何看待或处理传统中医对脾的认知错误方面来考虑。

在西方医学传入中国以前，中国人（不仅中医）对人体生理包括五脏的认识并不需要定义，即便从甲骨文起算，到《存真图》的宋代也超过二千年，五脏指的就是心肝脾肺肾五个实体，乃属“无可争辩”的事实。但到近代，面对西医基于解剖的脏腑认识，传统中医理论就生理认识而言，明显屈居下风，中医界感到需要为中西医间在生理认识上的一些明显矛盾给个说法。民国时代中医第一大理论家恽铁樵首先提出：“内经之五脏非血肉之五脏，乃四时之五脏。”但当时中医界几乎无人接受。到 1960 年代初，中医基础理论教科书指出：中医的脏腑，与其说是解剖上的脏腑，不如说是功能单位[8]。这个概括以“功能”代替恽之“四时”，不仅用语较为准确，对原来实体含义的措辞亦较恽的温和。

这种通过重新诠释用语的做法，既可解释中西间对个别脏器认识上的分歧，又可合理化传统中医理论，看似简单可行，却有极大的副作用。副作用之一，是它把作为中医生理观核心的脏腑说成与现代常识没有交集（尤其是恽所谓“非血肉之五脏”的说法），成为后来一些所谓“中西医不可通约”之类极端保守言论的滥觞。更为严重的是，它不仅与持续超过几千年、全民认知五脏就是“血肉之五脏”的历史事实不符（所以当时无人接受这一说法），而且无异于切断了千百年来民众生活经验与中医知识之间的联系，这对中医的发展是弊大于利的，因为中医无论是理论还是实践都是植根于民间。我们一直强调基于生活经验的逻辑思辨是中医知识的来源，这生活经验不仅包括战争、祭祀和应用方药治病的试错，还包括民众日常生活里诸如家畜屠宰和烹饪等，五脏用语在这些活动里的含义都是一致的，指的正正是“血肉之五脏”，故中医不可能在使用这些词儿时另有一套与之无关的定义。不过，话又说回来，中医认为五脏有现代常识以外的功能，如肾包括生殖，心包括思考等，也是事实；只是不应因此而否定五脏是“血肉之五脏”，而是应将五脏功能视为叠加在原义上的新意思。

中医的五脏，难道只能是血肉的实体，或只能是非血肉的功能单位吗？为什么不可以同时既是血肉的实体，又有中医所赋予的［实体以外的］附加功能？这个问题实际上是解答中医生理观应如何与现代医学接轨的关键。

这里涉及一个语言规律的问题：词的多义性是包括电脑语言在内所有语言的共同规律。譬如最普通的两义就是狭义和广义。这里需要稍加解释的是：“同时”具有多义，只存在于抽象使用该词（譬如字典）之时；但在使用某多义词时，作者或讲者本意用的是某特定含义，只能在具体的语境（即所谓“前文后理”）中推知。这里可举一个简单的例子来说明：譬如前面讲经络循行路线时提到的地支（子丑……戌亥），不仅本身多义（同时可用于纪年月日时），而且随时代变迁而变化。

因此，只要我们把血肉实体视为狭义，功能扩展视为广义，五脏事实上可同时拥有实体和功能的含义。如图 2.6 所示，五脏中除脾外，其他四脏之实体，可与所对应的现代知识无缝对接。这一点不仅已在 2.1.2 一节中说明，而且有生活经验和语言学上的根据。譬如后世将《内经》所讲心的功能概括为“心主神明”，理论上，严格精神意识的活动（机能和结果），现代常识并不认为属于实体心脏的功能。但是，实体心病患者在如心衰等极端情况下，会出现意识模糊神志不清的状况，进一步的恶化就是休克然后死亡，故“心主神明”的认知明显是来源于很远古的生活经验。由此亦可推论，古人对心功能的理解，是既有实体也有功能扩展的混合。而分清实体心病和其他广义心功能之症状，实际上也有助于临床辨

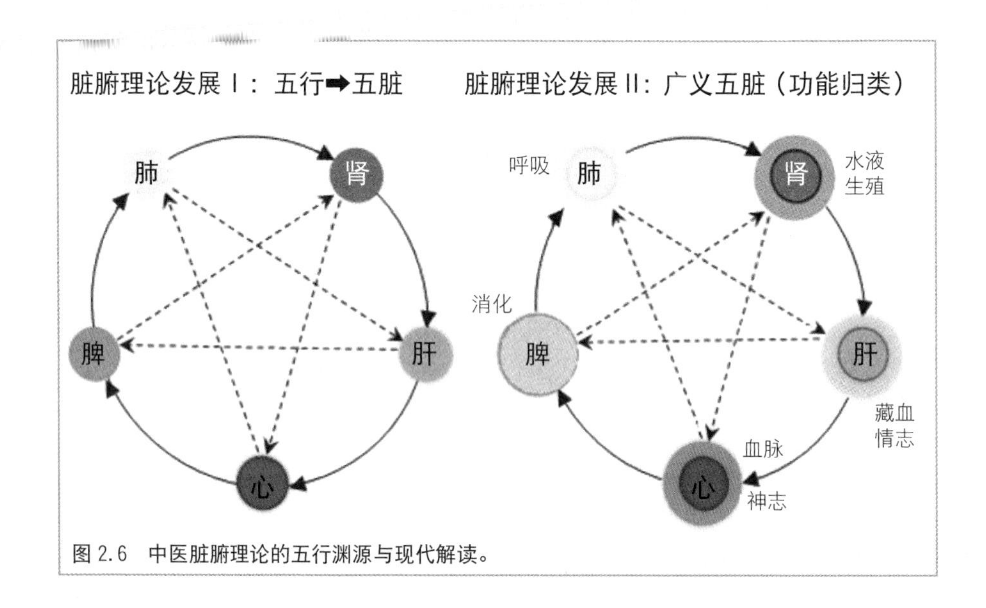

图 2.6 中医脏腑理论的五行渊源与现代解读。

证[15]。事实上，古今中外都赋予心以心情或神志等含义，严格来说，这并不是实体心脏的生理功能。英语的“from the bottom of my heart”，与中文的“从我心底里”意思完全一样，在这个语境里，两者的心都是广义的、情感的心，而非狭义的实体心脏。一词多义是所有语言的共同规律，逻辑上并无不妥之处。因此，从五行推衍而来的五脏图可修改成图 2.6 的右方，用同心的大小两个圆来表达同时具有广义和狭义的意思：小圆代表脏的狭义，即血肉实体之脏；而大圆代表中医所赋予的功能扩展部分。

不得不承认，这个处理不能解决中医所认知的脾与现代知识的矛盾和差距。为此，我们提出第二个解决办法：把中医的脾视作“虚拟消化器官”。事实上，中医确实是把现代消化系统，特别是从水谷之精变成行于脉中的营气或精气的功能，全部都归类到脾脏上来。故在上图右方中的脾，不仅原来所在圆圈的底色不同，也没有代表广义狭义的同心圆结构，提示需要用不同于其他四脏的方式来解读。

我们相信，用狭义广义的解读，加上"虚拟器官"的概念，可解决传统中医脏腑学说与现代生理常识衔接的问题。

2.3.3 经络学说与谐波共振

经络是古人在没有发现神经的情况下，对针灸所产生的一些生理现象，意图作出"源于血管、又高于血管"的解释时所形成的猜想或假说。在中医现代化的过程中，寻找现代科学认可的、经络存在的实质证据，长期以来一直是中医科研的任务之一。但经过几十年的努力，此目标犹如镜花水月那样始终不可及，以致专注于经络研究几十年的中医科学院针灸研究所研究员张洪林指出，"以循经感传为主要依据的经络实质，不可能是独立于已知神经结构和功能以外的独立存在"，张承认"几十年来，国家对经络实质的研究投入了大量人力物力财力，遗憾的是，至今没有真正值得自豪的研究成果"，进而呼吁"那种以单纯的民族自豪感为基础，先入为主地非理性的科研浪费现象，不该再持续下去了！"[16]

不过，在大陆以外对经络的科学研究却有一个突破性的发现，值得介绍引起关注。

首先，作为经络源头的血管，是血液循环的载体， 而血液循环则是所有以新陈代谢为特征的生命活动的基础。一般人对血液循环有一个直观认识：只要管道通畅，血在一定的压力下就自然会流到各器官，就像如果水塔有水，打开水龙头水就会流出来那样，这个理解可称为流体力学观。这个直观仍然有效，只是不完整。台湾大学的王唯工教授敏锐地注意到，心脏作为这个血液循环系统中的"泵"，它的功率输出其实相对很小，远不能支撑血液在全身的循环。他发现在这流体力学的背后，还有一只更重要的"无形之手"在起作用 — 这是血管网络与我们习以为常的自来水管的比喻之间所以不同的关键点，西医对许多慢性病之无力与中医之神效（尤其是以切脉来断证），都可以此解释，这只"无形之手"叫做"谐波共振"[17]。

王教授应用电子信号分析技术证实了中医经络学说中的12经中，心经和其他

11经之间存在着谐波的关系，加上它们之间的共振，所合成的“无形之手”，使得心脏能以其跳动所能提供的功率完成血液循环。当主要器官发生病变时，对应的谐波也会产生异于常态的偏离，王的研究团队据此进一步研发出脉诊仪，可用于临床诊治。

王教授因个人际遇对气功有独特的感悟，其所创立以经络谐波共振解释血液循环的理论可说是从亲身经历中受到启发，与传统中医的经络学说虽有交集，但其所依据之方法学和传统基于哲理的思辨有本质上的区别。王的研究被海外学者誉为发现脉象有成为“动态 DNA”的潜能，即像每一个细胞里的 DNA 蕴含着全部遗传信息那样，未来人们或可从每一个脉象里解读出个体健康的实时动态信息。虽然目前这仍是个梦想，但其意义在于：源于传统中医的某些意念，结合现代技术或可引发医学健康上的突破，远超简单的经典传承，值得关注、期待。

参考文献

[1] 赵洪钧，《中西医结合二十讲》（修订版），学苑出版社，2019.10，257 页。

[2] “《灵枢・刺禁论篇》中西医结合讲解”，赵洪钧，《赵洪钧医讼医话选》，学苑出版社，2019.10，30-40 页。

[3] “《素问・兰灵秘典论篇》中西医结合讲解”，赵洪钧，《赵洪钧医讼医话选》，学苑出版社，2019.10，29-30 页。

[4] 赵洪钧，《中西医结合二十讲》（修订版），学苑出版社，2019.10，54-70 页。

[5] 《中医五脏相关学说研究——从五行到五脏相关》，邓铁涛、郑洪（主编），广东科技出版社，2008.09，152 页。

[6] “五脏相关学说简介”，萧铁，2009.05。（【中医新论参考文库】Ref 2.6）

[7] “《内经》里的 3 个‘气化’内容”，萧铁，2018.08。（【中医新论参考文库】Ref 2.7）

[8] 赵洪钧，《中西医结合二十讲》（修订版），学苑出版社，2019.10，95-98 页。
[9] “《循经考穴编》欧希范五脏图”， 2013.12，网文。（【中医新论参考文库】Ref 2.9）
[10]“中国古代解剖史”，2020.07，网文。（【中医新论参考文库】Ref 2.10）
[11] “杨介的《存真图》”，田富生，淮安文史网，2020.02。（【中医新论参考文库】Ref 2.11）
[12] “古人为什么把消化功能归于脾而不是胰？”，萧铁，2020.06。（【中医新论参考文库】Ref 2.12）
[13] “血液循环”， 360 百科。（【中医新论参考文库】Ref 2.13）
[14] “人类认知血液循环的三大链条”，鼓楼新悦，豆瓣，2019.03。（【中医新论参考文库】Ref 2.14）
[15] “从天王保心丹与归脾丸治心慌心悸之异同说起”，萧铁，2021.10。（【中医新论参考文库】Ref 2.15）
[16] 张洪林，《中西医结合二十讲》序，2019.03。（【中医新论参考文库】Ref 2.16）
[17] “王唯工《气的乐章》导读”，萧铁，2009.04。（【中医新论参考文库】Ref 2.17）

第三章

中医病理观：病因与病理模型

逻辑上说，病理必须建立在对生理即健康常态认识的基础上，因为只有这个参照系的存在，才可能分辨出什么是背离常态的状况即病态，进而探索导致产生病况的原因和恢复健康的途径。

如前所述，以《内经》为代表的传统中医对人体生理的认识，在结构上只达到气血加脏腑与消化道的宏观层面，故功能归类自然只能以这些器官为依据；一些未能明确归类的功能，则通过“气化”的黑盒子（如经络）或虚拟器官（如脾）的构思来解释。基于此建立的中医病理观，可分为病因和“证”两个方面讲述。前者主要用于对症状作为配对分类的准则；后者则是基于治病经验结合病因分类而形成的中医独特的病理模型。

3.1　传统病因学说简述

受限于当时的技术条件，传统中医对病因的探索只能借助基于生活经验 — 尤其是与季节、气候变化有关者 — 的思辨，突出表现为以寒热作为病因的描述。虽然这与现代科学的方法学要求 — 病因假说以发病机制为核心、通过实验验证假说的正确性 — 相去甚远，但亦非一无是处。因为寒热可说是人们最基本的共同生活体验，作为病因不仅具有不证自明的天然优势，且可同时用于感觉、症状、证名到药性等各知域，从而扮演起连贯生理病理医理的桥梁角色。相比于中西医学都曾经历过的、将病因归咎于鬼神的时代，无疑是个巨大的进步。这既是中华民族理性现实性格的又一体现，也是中医直到 20 世纪初仍领先西方医学的主要原因之一。

·《内经》

《内经》有 3 种病因分类法，充分体现其哲理思辨和非单一作者所致多视角的特点。较早的只以阴阳归类：病邪“生于阳者，得之风雨寒暑；生于阴者，得之饮食居处，阴阳喜怒”（《素问·调经论》）。《灵枢·百病始生》则提另一种三部分类法：百病“皆起于风雨寒暑，清湿喜怒”，风雨袭虚，则病起于上；

清湿袭虚，则病起于下，喜怒不节则伤脏，是谓三部。另一种则完全以五脏为分类准则，见于《素问·经脉别论》，特别是散见于王冰编入的几篇大论中。

·《伤寒卒病论》（《伤寒杂病论》）

东汉张仲景著《伤寒卒病论》，到宋时官方修订把它拆分成《伤寒论》和《金匮要略》，前者专门论述“伤于寒”病之辨治，而不属伤寒的突发病（“卒病”的原意）则归入《金匮》。仲景在《金匮》第一篇篇首就提到，“千般疢难，不越三条；一者，经络受邪，入脏腑，为内所因也；二者，四肢九窍，血脉相传，壅塞不通，为外皮肤所中也；三者，房室、金刃、虫兽所伤。以此详之，病由多尽”。【按：关于为什么应该是“卒病”而不是“杂病”，见［1］的详细讨论。】

·《诸病源候论》

《诸病源候论》是隋代医官巢元方所著，是中医古籍中最早探索病因的专著。全书 50 卷，所载病的征候超过 1700 种。该书最大的特色是将同一病类，按发病季节分为伤寒、时行、热病、温病四大类。譬如同是大小便不通之症状，即按发病时的季节分为前述四类处理。这反映隋唐之时，仲景学说虽已为医家所重视，但“伤于寒”尚未成为压倒性的病因。

但此书因只论证候病因而不论方药治法，故后世医家虽然都受其影响启发，甚至把它与《内经》《难经》相比，但其实用性显然不及《伤寒论》和《千金方》等。

·三因说

南宋人陈无择著《三因极一病证方论》，将病因归纳为内因、外因和不内外因三种，外因指外感时气六淫之类，若因七情（喜怒忧思悲恐惊）致病则属内因，不能归入此两类的如刀枪损伤，阴阳违逆，乃至虎狼毒虫，金疮踒折等，属不内外因。宋以后的医家论病因，基本上皆从三因说。

·李东垣的内伤于脾胃说

宋朝官修《伤寒论》的结果之一，是“伤于寒”作为热病的病因，得以在医界确立起近似儒术的“独尊”地位；而按“热则寒之”的原则，用清热消炎药来解热是合乎逻辑的做法。在此背景下，金代名医李东垣（杲）著《内外伤辨惑论》和《脾胃论》，强调“人以胃气为本”，脾胃之气不足，荣卫失能，同样可致肌体“不任风寒而生寒热”；而据“伤内为不足，不足者补之”的原则，进一步提出“当以甘温之剂，补其中，升其阳，甘寒以泻其火”的理念，后世所谓“甘温除大热”的说法即源于此[2]。李根据此理念创制的＜补中益气汤＞，适应证极广，在我们对历代方剂的排行中稳居榜首，可称之为“古往今来天下第一汤”。

从前面的介绍可以看到，宋以前的医家对病因的讨论以分类及其内容为主。但北宋官方无论从理论还是实践上说，对医药发展都起到主导作用，医家对病因的分类已渐趋一致。金元医家的争鸣，可说是在此基础之上，转向以何者为主的讨论。

金元四大家

南宋时期，北方先后经历金元两朝，这个时期生活在北方的4位著名医家刘完素，张从正，李杲，朱丹溪，从不同的角度对中医医理进行探索，在中医的发展史上有特殊的地位。其中刘完素为“河间派”的创始人，主张“六气皆从火化”；张从正继承刘的观点，认为“邪去正自安”，以汗、吐、下为主要治病手段而成为“攻邪派”的代表人物。与刘同一时期的张元素为“易水派”的创始人，否定运气学说而注重药物与脏腑的关系。李杲继承并发展了易水派的理念，更为重视脾胃在后天体质中的作用。朱丹溪师承河间派，提出的“相火论”和滋阴学说，对后世影响较大。有兴趣的读者可参阅［3］。

脾胃论所表达的理念，可说是从单纯的外因说，进化为“内因是决定性的；外因通过内因而起作用”，从认识论的角度看，这是中医病因学说的一次飞跃，据此而来的临床实践，则突破了“热则寒之”的传统治则；而<补中益气汤>的成功应用，更是代表中医理念上对于正邪孰主之争，完成从祛邪重于扶正、或扶正与祛邪并重，向扶正重于祛邪的关键转变，在中医史上，无论是理论还是临床实践，均具极其重要的地位。

· 吴又可的《温疫论》

直到明末吴又可之前，传统中医对病因归为三大类（外因、内因、非内外因），而其中的外因无非是“六淫”的认知已经非常稳固。但吴又可在《温疫论》中详细分析温疫流行时的各种情况，指出它与传统所谓的“六淫”致病有 10 多种不同的表现，因而明确提出“温疫之为病，非风、非寒、非暑、非湿，乃天地间别有一种异气所感”的主张，他将此“异气”称之为“戾气”。

几百年后，我们以现代常识回过头来看，这种所谓“戾气”，其实就是作为烈性传染病致病因子的细菌病毒等微生物。事实上，吴的《温疫论》面世的时间比细菌的发现只早了几十年，吴所列举与传统“六淫”的不同之处，也几乎涵盖了所有微生物引发传染病的特征[4]。客观地说，吴通过对烈性传染病实际情况的思辨分析，意识到一种六淫以外的外因之存在，但在当时缺乏必要的技术条件（简单说就是显微镜）的情况下，最终未能首先发现细菌 — 这可说是道器之间辩证关系的又一个例子：一般说来，器是道的“形而下”，先有道然后才有器；但在一定条件下，技术亦可成为理论突破的前提。【又：吴按其对温疫病因所谓“邪伏膜原”的理解创制<达原饮>，最终也没能证明对温疫有确实的疗效。】

与李东垣相比，吴的贡献主要是精神上的，即突破《内经》《伤寒》经历千年而逐渐形成关于病因的教条思想。后来清代的几个杰出医家如叶天士、吴塘和王清任等，可以说都是在不同程度上受到吴的影响，先在病因上对传统理论有所突破，进而创制出治温病和血瘀的传世方剂。

小结

早期的病因学说，明显是以季节气候为分类依据，但客观上，同一组基本症状（譬如腹泻）可以出现在不同的季节里；而如果同一治疗方法有效，等于说明季节气候作为病因之效用有限。寒热作为病因，最初是因为这是季节变化的体现，但随着知识和经验的积累，医家们逐渐认识到，季节变化的寒热只是诱因，病家个体之发热畏寒等征候，才应该是辨病治病的依据。宋以后的辨证纲领，基本上不以季节气候为据，尽管季节气候客观上仍然是致病因素之一。

传统中医的病因论述以思辨为主，以现今科技主导的眼光看，在方法学上很难再领风骚。但在明清以前一段很长的时间里，却是对当时的技术条件制约的一种突破或超越；而通过思辨达到对病因的新认识，皆为新方剂的创设提供了理论依据。只不过，客观地说，新认识不可避免地带有主观猜想的成分，新方剂因此也有很强的试错性质，最后仍是由临床实践来决定成败。

此外，中医很早就把人的情绪（统称为情志病）纳入影响人体健康的主要因素之一，而且在长期的实践中总结出许多非常有用的方剂药物，对现代几乎所有人都会经历面对的精神压力问题，有意想不到的疗效，这也是中医在现代社会仍具相当价值或生命力的表现。

3.2 证：中医的病理模型

自从“辨证施治”（或“论治”）作为中医理论的特色，在上世纪50年代被提出以来，关于它的讨论就一直持续了超过半个世纪[5]。最大的原因，就在于传统思维没有定义新概念的习惯，就如在孔、老时代，儒道两家都讲道和德，但大家对其内涵的理解其实很不一样。所以虽然“证”是《伤寒论》首先以它作为几乎所有篇章的标题用字，《伤寒论》却没有定义它；而同为经典的《内经》，当时对它可能只字未提（及后王冰才在其“大论”中提过一次却没解释）；以至于年过百岁的名老中医干祖望生前即曾说过：“我们这批老中医，在解放之前，根本不知道什么是辨证论治、辨证施治”[6, 7]。由此可知这问题的复杂性，但说到底，这也正是传统中医对一些基本概念缺乏规范的集中表现。

将“证”解读为现代中医病理模型，这既是中医现代化进程的一部分，亦是中医不断自我改革创新以适应时代进步的见证。在这一节里，我们先追溯“证”概念从无到有的历史，从历史发展的角度扼要解释这个问题的复杂性所在，然后介绍上世纪80年代的证候规范会议，和至今仍没有完全解决的一些相关定义问题。在基于“证”作为现代中医病理模型这个角色定位上，我们进一步提出把“辨证”概念置于现代逻辑函数的框架下，重新定义证、证候和辨证等几个相关概念。这不仅符合现代人的思维方式，更有助于吸纳 AI 技术应用于中医。

3.2.1 证概念从无到有的演变历程

现今的证字实际上同时是两个繁体字“証”和“證”的简写。在《说文解字》中，“証”与“谏”互训。“證”在古文中则主要是证明的意思，但也有症状的含义。

查《内经》则发现证（證）字只出现过一次，而且是在最后一篇“大论”：《至真要大论第七十四》。学术界主流认为九篇“大论”中的七篇（包括这篇）乃王冰所编入【按：用语分析显示，第67-74共9篇有多个“五运六气”专属用语为“大论”所独有，详见［8］】，故在王冰之前，早期的《内经》可能并无“证”这用语或概念[5]。

至东汉仲景的《伤寒卒病论》（宋时被拆分成《伤寒论》和《金匮要略》），则大量使用证（證）字。尤其是在《伤寒》和《金匮》里，除个别篇章外，每篇皆以“辨 ×× 病脉证并治”为篇目。“辨证”一语亦出现在文本中。不仅如此，在《伤寒论》的条文中，还出现“柴胡证”和“桂枝证”这样直接将“证”与治方连结的文字。这时的證字，主要是证据之意，即以脉象来验证根据症状表现作出对病类的判断，故也间接暗含症状之义。而仲景把它作为病的分类篇目的必用字，则可说是无形中给证字增加了作为综合症状和脉象甚至治方的病类抓手的作用。

前面提到，证字在《内经》里只出现了一次，而且是到唐朝时被王冰在最后一篇大论补入。而这唯一的证字在《内经》中的出场亦颇有意思，它是夹在病与治之间："气有高下，病有远近，证有中外，治有轻重，……"，已隐约暗示它是作为病与治之间的一个概念构思而出现的。尤其有意思的是，这段话接着解释了气、病、治，却对这个刚出场的证字不置一词。

巢元方的《诸病源候论》按病因和症状对诸病进行分类，可说是"证候"概念正式形成的起点。

从《内经》原无"证"的概念，到仲景首提"证"且作为编排诸病分类的抓手，经巢元方的证候详列，再到王冰编撰《内经》，把"证"置于病与治之间的位置，这基本上就是传统中医的证概念从无到有产生的过程。这段可证伪的史实表明，证概念从仲景提出之日起，就是产生于用以组织成功治病经验以便重复使用的需要，后经历代医家不断补充完善，成为中医病理观的核心。这与现代病理专注于发病的机制和因果关系的研究，在方向上存在明显甚至是根本的差异。

3.2.2　上世纪80年代的证候规范会议

当证候一语成为传统中医的病种分类抓手后，在很长的一段时间里，其内涵有缓慢的变化，而且因各家的理解不同，实际上并无一个逻辑上清晰连贯的说法。即便是这样，但因传统思维没有定义概念的习惯，逻辑上虽然并不很严谨，但在缺乏外来挑战的环境里，以证候为核心的中医病理观得以延绵超过千年。

这种情形在近代开始发生剧烈的变化，主要源于3个因素：因素之一是"证"字随着时代的发展有了新的内涵。譬如现代人见到证字，第一个想到的恐怕是各种证书证件的证，是个物件。这与中医古籍中原来的两个非物件之证的含义都已经明显不同，虽然证书证件可被视为是从"證明"的物化而来。

因素之二是证和症、征（徵）字发生混淆，简体字的推行无疑更加剧它们之间的部分交叉重叠。图3.1来自［9］，扼要地记录了几个相关词义间互相渗透的演变过程。

但最重要的因素是建基于现代科学的西方医学所带来的碰撞和冲击，不仅使建基于哲理思辨的传统中医知识结构相形见绌，直接间接导致传承效率低下，而

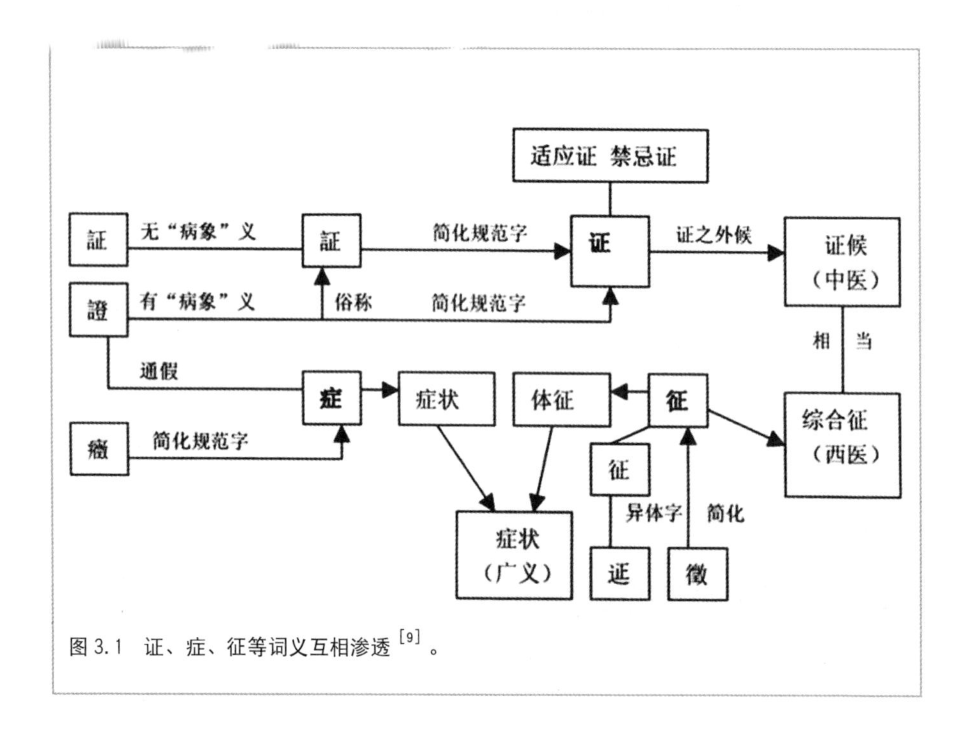

图 3.1 证、症、征等词义互相渗透[9]。

且使中医的病理观在民众心目中日渐失去理性的光环或吸引力。传统中医面临理论严重滞后时代发展的危机。

面对这种压力和挑战，“辨证论治”作为相对于西医的中医理论特色，正是在这种背景下于上世纪 50 年代由当时著名中医任应秋、秦伯未等提出的[5]。与此同时，中医发展规律之一的政府主导再一次发挥了作用。从 1982 年起至 1987 年间，卫生部牵头发起证候规范化的科研课题，目的是希望通过对证候名称的规范化，“达到实用性、学术性、法规性三者的高度统一”，以便为中医的专业化和立法铺路奠基[10]。

第一次会议于 1984 年 4 月举行，参与代表来自学术界和知名中医，2 天会议讨论了证候定义并通过第一批 79 个证名。1986 年的第二次会议通过第二批 121

个证名，连同第一批共 200 个。第二次的会议纪要还对证候给出一个定义[10]：

证候是疾病发生和演变过程中某阶段本质的反映。它以某些相关的脉症，不同程度地揭示病因、病机、病位、病性、病势等，为论治提供依据。

审核稿最终在 1989 年完成，但其时大力推动此研究的卫生部长崔月犁已离任，反映研究成果的报告最终没有公开发布，“规范化”的构想当然也没有实现。但有参与研究工作、时任广州中医药大学教授的邓铁涛，在 90 年代出版了由其主编的《中医证候规范》。邓在前言中承认他们的研究团队参与了卫生部所推动的研究项目，暗示许多材料和内容来自该项目，但在编写模式等方面“有不同的构想”，因而“将自己议订的模式作为规矩”编写成书。此书虽名曰“规范”，确实也与卫生部主导的规范研究有深厚的渊源，但实则并未如此研究项目最初之构想那样具政府授权的含义。

这个会议本身是中医病理发展史上的一个里程碑，虽然会议原先定下的议程目标最终未能实现。

至此，“证”是“证候”的简称，似已成中医界的共识。但从日常实践的角度看，“证”实际上是“证名”的简称；所想要规范的，严格来说也不是证名或证候，而是具体证名与相关证候之间的对应关系。因为“证”是“证候”的简称这个看似继承了传统却是不准确的理解，规范证名被解读成规范证候，使得原本已经有些棘手的证概念定义问题更形复杂化。

证或证候之定义问题是否因为会议给出证候定义而得到解决呢？看来没有。譬如中医研究院的朱健平发表于 2003 年的文章[9]就指出：“医学名词‘证’、‘症’、‘征’的混乱使用，一直困扰着学术界、出版界”。又说，“在中医学术界，对证候的概念，有两种代表性的看法：一种是证是证候的简称，两者内涵相同；另一种是证候是证的外候。证是疾病的本质，证候是疾病的外在表现，即在疾病过程中一定阶段的病位、病因、病性、病势及机体抗病功能等本质变化有机联系的反应状态，表现为临床可被观察到的症状与体征等。”这段话表明，“证是证候的简称”这一理解，事实上并没有真正成为中医界的共识。

明确定义概念是现代学术发展最基本的要求，不仅对提高中医的学术水平和传承效率具有不可替代的作用，而且对中西医交流、向外传播中医理念文化技术、增强中医在世界范围的认受性和影响力都起着关键的作用。这里可以举一个很简单的例子来说明：按前引朱文的说法，证和证候分别被翻译成“pattern”和“syndrome”，在英语里，前者完全没有是后者的简称这个含义，它们是两个独立的概念；而 syndrome 本身是医学名词，从英文倒译回来却是“综合征”，倒是符合证候的意思（参看图 3.1）；但如此一来，不但没有说清楚中医思辨的“独特性”，更不好理解的是：如果证和证候的内涵相同，且从病人的主诉中已确定相关的证候，为什么还要再辨出一个作为“简称”的“pattern”才能施治？

我们将从几个不同的角度讨论如何定义证概念，但在这里，可以先回应一下本小节的标题“证：中医的病理模型”这个中心思想而强调指出，前述翻译问题的实质其实就是概念定义问题，根源即在于把“证”错误理解成是证候的简称，实际上是把两个独立的知域混淆了；如果将“证”定位为中医的病理“模型”（model），证候则是对应具体模型（即证名）的 syndrome（症候群或综合征），明确说明这是两个相关但又独立的概念，中英文翻译的问题自然迎刃而解。

3.2.3 证概念新说

基于前述对证候概念的源头和发展历程的追溯，以及对其现代化努力未竟其功的检视，本研究采纳现代逻辑的新思路，提出一套关于证、证候及相关概念的定义，以解决现代中医知识体系中这个最关键、最核心的概念定义问题。

3.2.3.1 中医需要“证”的根本原因

传统中医对人体生理的认识只达到全身和器官的宏观层次，是中医需要证这一病理模型的根本原因。我们在上一章已用气－血－津为核心、被五脏五腑所围绕的两层同心圆结构，作为人体正常生理的抽象表达。在此基础上，我们可以进一步将各类主诉症状置于这个二层结构的外围，并按脏腑功能的相关密切程度分布如图 3.2 所示。

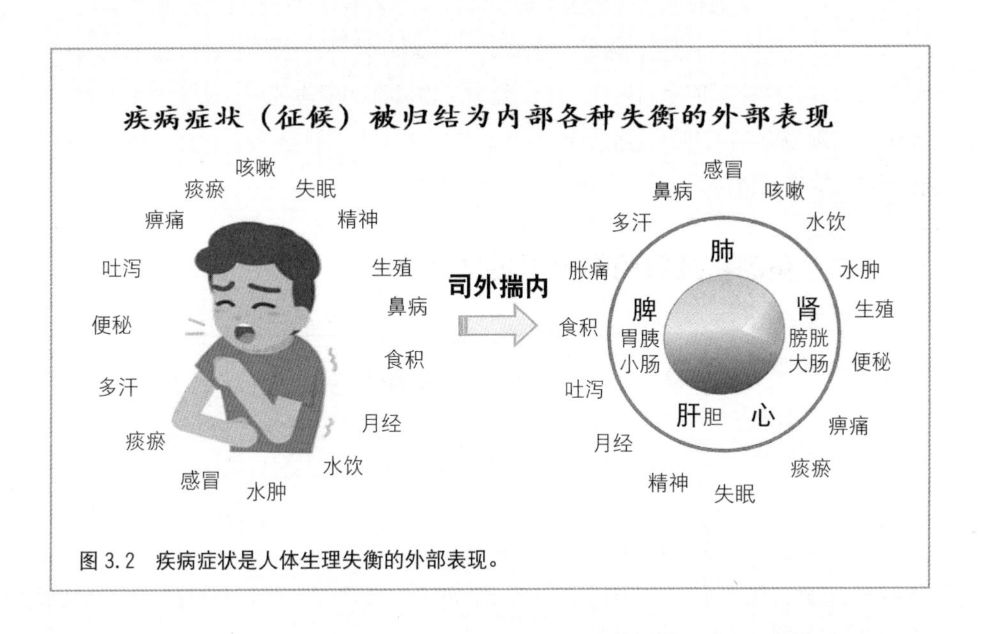

图 3.2　疾病症状是人体生理失衡的外部表现。

中医从临床经验里发现，病人所主诉的外部症状，譬如头痛或伤寒感冒，并非一定是由某单一器官的单向失调所导致。在这种情形下，需要有额外的信息加进来，才能对同一主诉或病加以区分。如感冒一般需要一组症状（如有汗无汗、畏寒畏热等统称“候”）来判定同一病之下的不同证型，此时所说的证候实际上是症候。中医的“同病异治”说，就是说看上去有着相同症状（譬如便秘）的病，但有此症状的“证”却不一定只有一个（譬如气虚或胃火），故需辨出实际所对应之证来医治。又譬如同是风寒感冒初起，有汗为虚用桂枝汤，无汗为实用麻黄汤。反过来说，同样的“证”，却可以在不同的人身上产生不同的症状，中医称之为“异病同治”。西医其实也有类似处理，只是一般会把病名加上直接原因去区分。故一般也有说西医辨病，中医辨证。

总之，与西医的发展道路不同，传统中医在不具备必要技术的条件下，对人体生理的认识只达到相当于现代医学的相对浅表之器官层次，但运用“以外司内”的思辨方法，通过证这概念构思，建立起一套病理模型，以驾驭通过临床试错积累起来的治病经验以便重复使用，这就是中医需要证的根本原因。从另一角度看，证作为病理模型的创建，正正是古人以思辨突破技术条件制约之智慧的体现，值得学习、珍惜、传承。

3.2.3.2 在逻辑函数的框架下定义证概念

中医理论现代化不仅需要用现代人听得懂的语言来表述中医的知识、理论，还应当尽量具有前瞻性，尤其能为现代技术如电脑、AI（人工智能）等应用于中医药提供便利。为此，我们在考虑如何定义证及相关概念时，以现代逻辑作为参考框架以设计证及相关概念的定义。故在具体讲

逻辑运算

英国人乔治 · 布尔（George Boole）1854年出版《思维规律的研究》，把人们在思维中所运用的逻辑，用类似代数的方式表达，称为布尔代数，是当今电脑所执行的数字逻辑运算的基础。

与传统的数字运算最为关键的不同之处在于：逻辑运算的结果只有2个值：True/False（真 / 伪）。在电脑未普及之前，运算就是用数字计算的意思；其前提是：想要解决的问题得先行量化，并知道要运用什么算式或函数求解。逻辑运算的出现，可说是使这个数值前提在一夜间消失。

逻辑电路的发明，使运算概念从数字扩展到非数字领域成为可能，可说是20世纪最伟大的技术成就之一。运算概念从此突破了必须以数字为对象的限制，将本质上是抽象思维之人的脑力劳动，变成一连串可通过运算符号表达的逻辑操作。当同样的逻辑操作可在比人脑快亿万倍的机器上实现时，电脑所带来的信息革命就成为现实 — 过去只有人脑才具备的“思考”能力，现在成了“算法”然后通过电脑编程来实现。

述证概念定义前，先对建基于逻辑运算（见上一页）之上的逻辑函数作一扼要介绍。

在本节里，我们首先从初中开始学习的函数概念说起。在初中代数里，x 和 y 是具体数字的代表，f（function，即函数）有 2 个基本属性，一是其名称，二是算法，即其所界定的专属于该函数的、关于如何从 x 的数值算出 y 的、只属于该函数的运算法则。x 和 y 也被称作是函数 f 的输入和输出（运算结果），它们之间的关系常用下图中的（A）或（B）来表示。

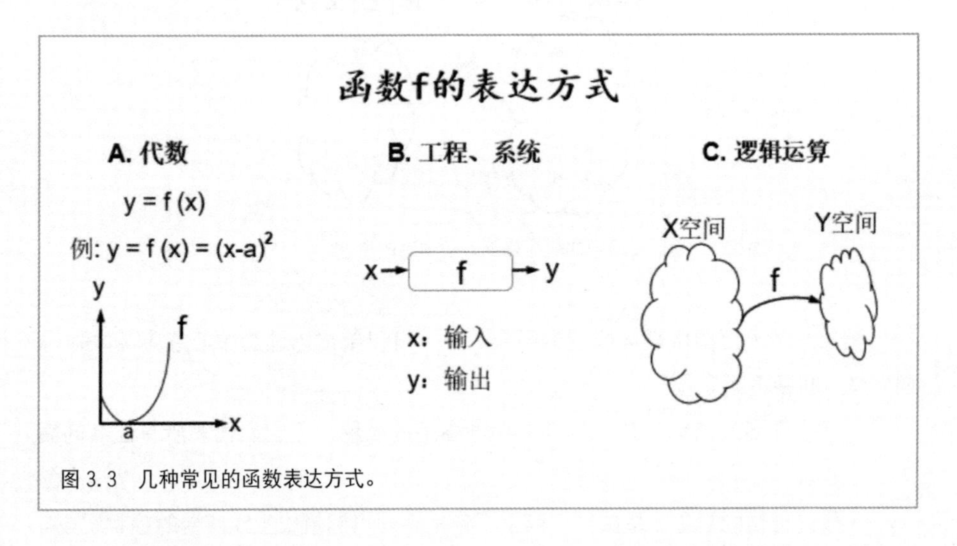

图 3.3　几种常见的函数表达方式。

上图中的（C）则是另一个表达方式。在这里，x 和 y 分别用 X 和 Y 两个不规则图形（称为空间或域）来表达。f 则用来标示一个从 X 到 Y 的箭头线，表示将任意X域的值生成Y域的值。上面 A、B、C 三个图式中的 f 都是作为具体运算的抽象符号：即是我们所说的函数（即 function 的中译），只是在数学、工程或系统论里，习惯上有不同的图像表达方式。

逻辑运算是比只能用数字计算更基础的运算，因而此图可以同样用于表达逻辑函数的意念。所谓更基础的意思有二：一是 X 和 Y 除了数字，还可以包括任意事物（譬如公司的员工姓名与其居住地址，它们很难用传统的数字运算来推算其关系）；二是 f 不限于中学代数里的加减乘除等的数字计算，还包括运算结果只有真 / 伪的逻辑运算。因此，我们把上图中的 X、Y 和 f 分别改写为征候、证名和辨，即成为具逻辑函数意涵的证－候关系图。

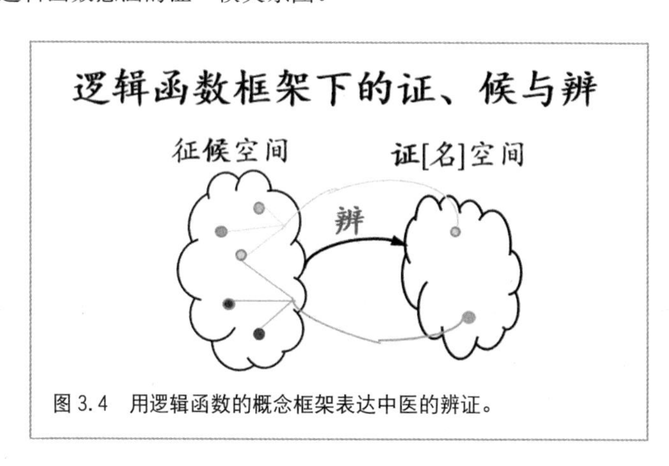

图 3.4 用逻辑函数的概念框架表达中医的辨证。

至此，基于上图所表达的逻辑函数关系，可以给出以证为中心连带相关概念的定义，包括下面 4 点：

- 证是证名的简称，是中医具体病理模型的名称；证空间代表所有证名的集合。
- 候是征候的简称，是由一个以上、包括客观可测量或主观感受的症状组成。
- 证候是证名和征候的合称，指对应具体证名的一组症状或征候。
- 辨是以征候为输入、以证名为输出的逻辑函数，即从病患的主诉表现和医生从四诊所得（征候），通过逻辑运算推论出对应的证名。

在这套定义里，原来的证候空间改称为征候空间，用征字取代证字，可从根本上消除因用证字而与证名产生混淆的机会；另一方面则是通过候字保持与传统习称证候的连续性。传统所说的“证候”一词，一般人的直觉理解，就是对应某证之症状的意思，故这里对证、候基于两个空间的定义，更符合一般人的直观。

从翻译的角度看，症状和征候分别是 symptom 和 syndrome，中英文的意思完全一致。证则应根据其病理模型的角色译作 model，证名即是 model name。这样，不仅逻辑上正确，而且没有产生误解的空间。

作为逻辑函数名称的辨，将留待到下一章作为中医诊治观的主题详细讨论。本章余下篇幅将先讨论此图中 2 个空间的结构和特性。

3.2.3.3 征候空间的结构、特性

征候空间由所有描述征候（症状）的用语组成，是名为“辨”的逻辑函数的输入。本研究试图用现代数据分析方法去解构这个空间，为如何解释中医的辨证提供一个基于现代逻辑运算的新视角。为此，我们先从证候规范会议审定的 200 个证名中选出约 100 个作为本研究的目标证名，然后收集与这约 100 个证对应的征候描述，最初的数据分析结果见下表。

出现频率	用语数	次数	%	总次数	累计%
19	1	19	0.98	19	0.98
16	1	16	0.83	35	1.81
14	3	42	2.17	77	3.97
13	1	13	0.67	90	4.64
11	3	33	1.7	123	6.35
10	4	40	2.06	163	8.41
9	5	45	2.32	208	10.73
8	7	56	2.89	264	13.62
7	3	21	1.08	285	14.71
6	9	54	2.79	339	17.49
5	18	90	4.64	429	22.14
4	25	100	5.16	529	27.30
3	47	141	7.28	670	34.57
2	126	252	13	922	47.57
1	1016	1016	52.43	1938	100.0
出现频率最高的10个用语					
心烦(19)，头晕目眩(16)，小便清长(14)，发热(14)，畏寒肢冷(14)					
健忘(13)，闭经(11)，消瘦(11)，头痛(11)，失眠多梦(10)					

表 3.1 用于 100 个目标证名的征候用语统计。

上述统计数据最突出的现象是，仅这 100 个证名，用语种类竟然超 1200，出现总次数近 2000 次；但其中超过一半的用语却只出现过一次。光这个数据，就从一个侧面反映了学习或了解中医所面对的一些不必要的障碍。造成这种情况的原因虽不止一个，但最主要的原因应是中医在以个案为主的漫长的经验积累过程中，历代医家尤其有著作传世者皆为文化人，往往讲究文采多于技术的精确一致性，加上规范的缺失，导致用语不断增加从而给征候空间带来许多不必要的复杂性。譬如上表列出频率最高的用语之一的“头晕目眩”，就有“头目晕眩”、“头目眩晕”、“头晕眼花”等实质上没有什么差别的用语；其中的“头晕眼花”就只出现过 1 次！这个问题的复杂性在于：有时一个用字的微细差别具重要意义，有时却不是。

为大幅降低这种人为的复杂性，本研究首先去掉非关键性的用语（在征候列述中明确描述为或有之症状者），光这一步便将过千个用语种数整合成 555 个。然后通过关键字归类的办法把类似的用语编成一组（譬如在前面“头晕目眩”的例子中，以“晕”为关键字把相关几个用语整合为一个用语单位）。在这基础上，通过传统“形而上”的办法，将这 500 多个用语近千次使用，组织成一个 6 维度、24 类、59 细类的 4 层级结构如表 3.2 所示。6 个维度分别是：外观、消化排泄、体位、情志、感冒发热和男妇五官。

这些统计数据有什么用？它们也许可以为中医现代化面临的问题提供一些思考的材料和有益的启示。

学术界在运用现代科技对中医进行的研究中，常常见到用数理模型对中医辨证进行模拟分析的研究。从上面的分析可知，征候空间的结构不仅有很多交叉重叠（严格来说不符合理想的维度间应无交集的要求），而且绝大部分属于带有不同程度主观判断性质的描述，要为这些描述给出一个数值即使不是不可能，也会是极其繁琐低效的。与传统的数理分析方法相比较，运用逻辑函数的理念去解构基本上属层级结构的征候空间，并在此基础上表达甚至模拟辨证过程，明显能大大降低运算的复杂性。

征候用语分类		关键字细项	细类	用语统计			累计			
				种类	次数	占比	种类	占比	次数	占比
外观	面色	面、唇、额	7	39	57	6.9%				
	言语声气	言、声、音、气、谵	3	22	30	3.6%				
	神态、形体	瘦、疲、倦、精神、神、健忘、发育	2	19	41	5.0%				
	肤甲发	皮、肤、甲、毛、头发、疹、体表	3	15	19	2.3%				
		小计	15	95	147	17.9%	95	17.12%	147	17.86%
消化排泄	食纳	食、纳、嗳、嘈杂、吞酸、饥、呃逆	1	21	29	3.5%				
	口咽干渴	口、咽、渴	2	38	70	8.5%				
	呕吐、恶心	呕、吐、恶心、哕	1	14	16	1.9%				
	尿、小便	尿、小便	2	41	56	6.8%				
	屎、大便	泄、泻、痢、屎、便、里急、所下	2	33	47	5.7%				
		小计	8	147	218	26.5%	242	43.60%	365	44.35%
体位	头	头	3	13	37	4.5%				
	胸	胸、胸胁、胁下	3	19	21	2.6%				
	腹、胃、肠	腹、肋、脘、少腹、肠鸣、胃、肛门	5	54	62	7.5%				
	腰	腰	1	9	10	1.2%				
	身肢手	手、身、肢、骨节、局部	3	31	51	6.2%				
		小计	15	126	181	22.0%	368	66.31%	546	66.34%
情志	心神	悸	1	6	16	1.9%				
	情绪	烦、郁、情、惊、恐、怒、躁、息、怯、懊	5	26	36	4.4%				
	眠梦	眠、梦	1	11	21	2.6%				
	动静	抽搐、拘、舌、颤、昏、步、闰动、狂	1	15	15	1.8%				
		小计	8	58	88	10.7%	426	76.76%	634	77.04%
热病	寒热、鼻	发热、热、寒、冷、鼻、涕、感冒	3	37	66	8.0%				
	汗	汗	1	11	26	3.2%				
	咳、痰	咳、喘、痰	3	25	28	3.4%				
		小计	7	73	120	14.6%	499	89.91%	754	91.62%
男妇五官	妇科	经、带、崩、宫、胎、出血	2	17	19	2.3%				
	男科	精、性、男、丸、囊、早、阴、阳	1	17	24	2.9%				
	耳目牙	耳、目、眼、牙、齿、听	3	22	26	3.2%				
		小计	6	56	69	8.4%	555	100.0%	823	100.0%

表 3.2　根据统计数据把征候空间解构为 6 个维度。

其次，不是所有的征候用语都“生而平等”。从统计数据可知，中医对某些征候更为关注，它们应该成为征候研究的重点。我们在这里提出的对征候空间所作的 6 维度划分，是从这些征候本身的相对特性提出的，如果说在同一维度内的征候存在某种纵向关系，不同维度之间的征候可说是横向关系；而与病证相关的征候则存在既有纵向也有横向的关系（譬如属体位的胃病与情志下的某些表现相关）。由此看来，以辨证为导向、对征候空间作进一步深入的研究，必有助于中医现代化的器（如问诊单）的设计研发。

3.2.3.4 证名空间的结构、特性

证名空间（简称证空间）是所有证名即具体病理模型的集合，是名为“辨”的逻辑函数的运算结果（输出）。已故湖南中医药大学教授朱文锋领军的研究团队，曾经试图通过“证素”来解构证空间[11]。朱的研究团队把证素分成 30 项时空病位和 33 项病性合共 63 证素，这些证素一方面各自与多种征候相关，另一方面又组合而成证名如下图所示。

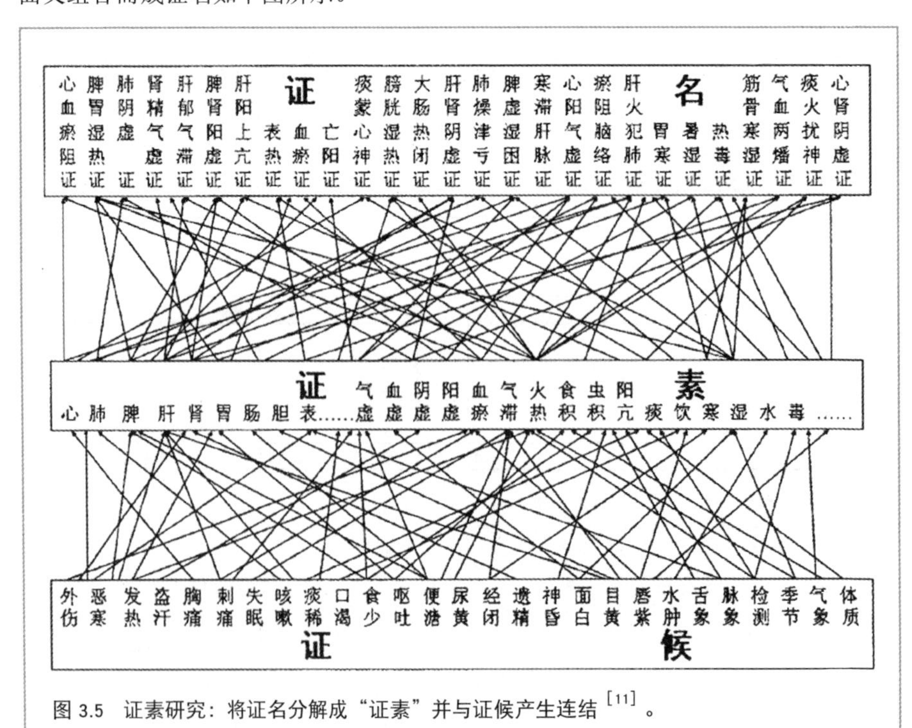

图 3.5 证素研究：将证名分解成“证素”并与证候产生连结[11]。

此法产生的证名超过 5 千个，明显过于烦琐，且有许多由此产生的证名实际上不存在，不利于学习、掌握。此外，严格来说，这里的证素概念不仅用来解构证空间，实际上还担负着部分“辨”的功能，即确立与征候关联的作用。

本研究也试图对证名空间的结构作一个整体上的了解。但与证素研究的最大不同是，我们分两步走：第一步首先选定一批重点证名作为证空间之研究对象，从中基本搞清作为逻辑函数之辨，应如何进行运算；第二步再设法把其余的证名吸纳进来。第一步的证名筛选过程详见 5.2.2，所选出的 112 个证名（见表 3.3）分成两大类：一类是基于《伤寒论》六病和《温病条辨》的传统热病证名共 33 个，另一类则是以气血脏腑为主的证名共 79 个。因为传统的热病证名空间已自成系统，这里对证空间的研究以热病以外的 79 个证名为重点。

全身 + 脏腑证名（79）

全身	气虚证	气滞证	血虚证	阴虚证	湿痰证
	阳虚证	气血两虚证	表寒虚证	气逆证	**水饮证**
	血瘀证	**血寒证**	**血热证**	血燥证	**津液不足证**
心	**心气虚证**	心阴虚证	**心阳虚证**	**心血虚证**	血虚生风证
	水气凌心证	痰迷心窍证	痰火扰心证	心脉痹阻证	**心火亢盛证**
	心胆不宁证	心气阴两虚证	**心肾阳虚证**	**心脾两虚证**	
肝胆	肝气郁结证	**肝血虚证**	肝阴虚证	肝阳上亢证	肝火上炎证
	肝阳化风证	肝血瘀滞证	**寒滞肝脉证**	热极生风证	胆郁痰扰证
	肝胆湿热证	**肝胃不和证**			
脾胃肠	**脾气虚证**	**脾气下陷证**	**食滞脾胃证**	**脾阳虚证**	脾阴虚证
	胃火炽盛证	**寒凝胃脘证**	**脾胃湿热证**	**脾胃寒湿证**	湿困脾胃证
	小肠虚寒证	小肠实热证	小肠气滞证	大肠结热证	大肠津亏证
	大肠虚寒证	大肠湿热证			
肺	**肺气虚证**	肺阴虚证	**肺阳虚证**	风寒犯肺证	热邪壅肺证
	燥邪犯肺证	水寒射肺证	**脾肺气虚证**	肺气阴两虚证	
肾膀胱	肾气虚证	肾阴虚证	肾阳虚证	肾气不固证	肾不纳气证
	肾精不足证	肾虚水泛证	膀胱虚寒证	膀胱湿热证	
	脾肾阳虚证	心肾不交证	肝肾阴虚证		

注：红色及粗体字表示该证名为【证候探微】中之核心证名

热病证名（33）

伤寒/太阳	伤寒/阳明少阳	伤寒/三阴	伤寒/兼证	温病	
(风寒表虚证)	阳明经证	太阴脾虚寒湿证	太阳少阳邪迫大肠证	风热袭肺卫证	热入营分证
风寒表实证	阳明腑实证	太阴寒湿郁结证	太阳中虚里急证	肺胃阴伤证	毒播气营证
风寒表实兼水饮证	阳明湿热发黄证	少阴阳虚水泛证	太阳少阴两经感寒证	暑湿内蕴表寒证	热盛动血证
风寒表实兼内热证	少阳证	少阴阳虚阴盛证	少阳里虚热陷证	湿阻气分证	逆传心包证
风热壅肺证	少阳兼里实证	厥阴血虚寒郁证	热痞证	热扰胸膈证	少阴阴虚火旺证
膀胱蓄水证		厥阴热迫大肠证	寒热夹杂痞证	热入气分证	

注：风寒表虚证即全身之表虚寒证

表 3.3　112 个重点证名。

稍为浏览一下上表上部 79 个全身脏腑证名即可发现，它们皆以全身的气血津液或脏腑为作用点，故我们把这些证名视作由生理和病因 2 个维度组成的空间里的点，由此可得出表 3.4 的统计。

为避免重复，在统计归类时，除“虚寒”归入寒外，其他有虚字的证名皆归入虚；余下的以首字为分类依据，如“湿热”归入湿。前面解说正气时曾指出，“正夺为虚，邪盛为实”，上表中的虚证占了约 40%；非虚证可再细分为 7 个类别。而从虚实的二分法看，或可视这 7 类为实证的不同表现，合起来才共占约 60%。

		虚	寒	热/火	燥	湿	痰	瘀	其他
全身	气	3							3
	血	2	1	1	1			1	
	津	1				1	1		1
脏腑	心	5		1		1	2	1	
	肝、胆	3	1	1		1	1	1	3
	脾、胃肠	4	4	3		3			3
	肺	4	1	1	1	1			
	肾、膀胱	5	1			2			1
	心脾	1							
	心胆								1
	心肾	1							1
	脾肺	1							
	脾肾	1							
	肝胃	1							1
	合计	32	8	7	2	9	4	3	14

表 3.4　79 个非热病证名在 2.5 维空间的分布统计。

表 3.4 展示 79 个证名在身体和病因所构成 2 维空间的分布。以上对证名空间的解构应可扩展到其他证名，明显比证素的解构简洁，更利于逻辑函数辨之研发。

有了对征候空间和证名空间结构、特性的基本了解，图 3.4 关于逻辑框架下的证候空间可进一步具体“维度化”成图 3.6 下方。

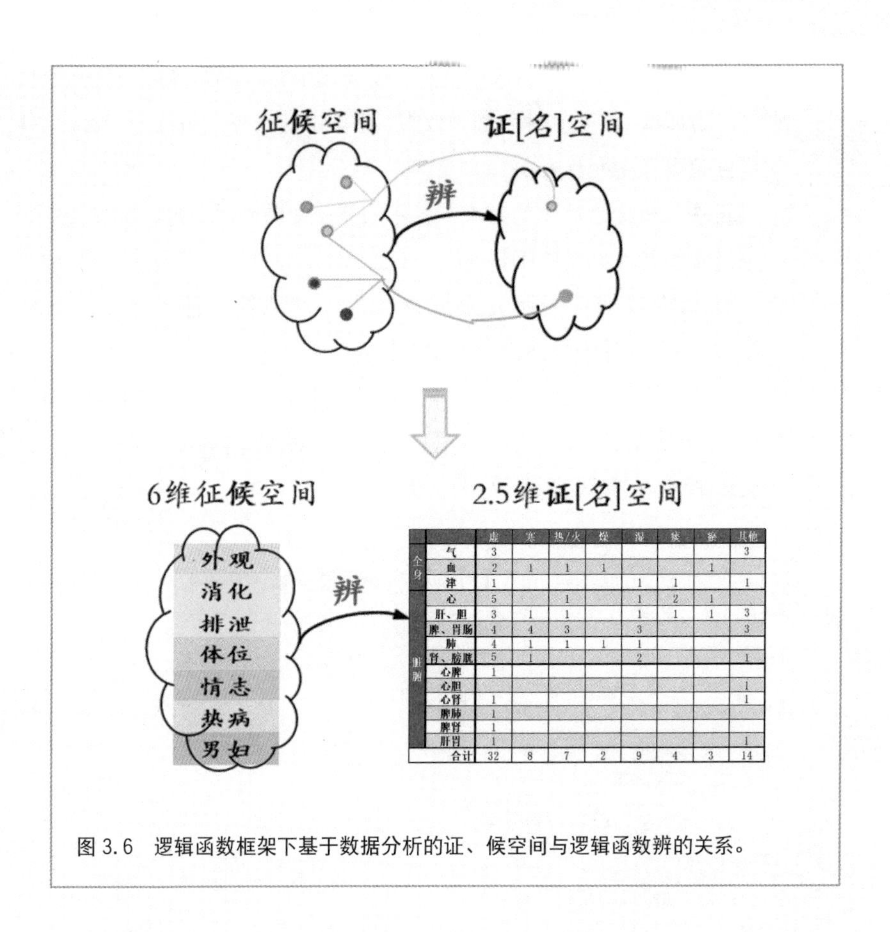

		虚	寒	热/火	燥	湿	痰	瘀	其他
全身	气	3							3
	血	2	1	1	1			1	
	津	1				1	1		1
脏腑	心	5		1		1	2	1	
	肝、胆	3	1	1		1	1	1	3
	脾、胃肠	4	4	3		3			3
	肺	4	1	1	1	1			
	肾、膀胱	5	1			2			1
	心脾	1							
	心胆								1
	心肾	1							1
	脾肺	1							
	脾肾	1							
	肝胃	1							1
	合计	32	8	7	2	9	4	3	14

图 3.6　逻辑函数框架下基于数据分析的证、候空间与逻辑函数辨的关系。

参考文献

[1] 赵洪钧，《赵洪钧医论医话选》，学苑出版社，2019.01，45-52 页。

[2] 赵洪钧，《医学中西结合录》，人民卫生出版社，2009.01，587-590 页。

[3] 赵洪钧，《中西医比较热病学史》，学苑出版社，2019.01，55-67 页。

[4] 赵洪钧，《中西医比较热病学史》，学苑出版社，2019.01，68-74 页。

[5] 赵洪钧，《赵洪钧医论医话选》，学苑出版社，2019.01，86-106 页。

[6] “‘辨证论治’的由来”，张效霞，中国中医药报，2015.04.02。（【中医新论参考文库】Ref 3.6）

[7] “再谈‘辨证论治’的由来”，张效霞，中国中医药报，2015.06.05。（【中医新论参考文库】Ref 3.7）

[8] “从用语数据分析看九篇大论与内经其他篇章的关系”，萧铁，2018.08。（【中医新论参考文库】Ref 3.8）

[9] “‘证’‘症’‘征’规范使用的探讨”【J】，朱建平，科技术语研究，2003 年第 5 卷，第 4 期。（【中医新论参考文库】Ref 3.9）

[10] 冷方南，《中医证候辨治轨范》（修订版），人民军医出版社，2011.12，317-328 页，368 页。

[11] “‘证素’的基本特征”【J】，朱文锋、张华敏，中国中医基础医学杂志，2005 年第 11 卷，第 1 期。

第四章

中医诊治观：辨证与理法方药

我们仿照现代医学知识体系建构的中医知识架构，将传统中华医道的内容析分成生理、病理、诊治三部分。必须承认，古人并没有这样的划分。这一章的诊治观分成诊和治两个方面讲述。在证作为病理模型确立后，辨的需要随之而来，是“诊”的目标。传统上把中医“治”病的手段概括为“理法方药”，其中的“理”在这里解读为核心理念，以与一般所说的“医理”作区分。这章把辨证和理法方药视为中医诊治观的两个相对独立的内容，其内涵与传统的认识并没有本质上的差别；但为了因应现代人的思维习惯，我们尝试在论道方式上有所改变。

4.1　中医诊治观之辨证

这一节，我们先解释辨的需要从何而来；然后把如何辨的问题，分成搜集征候信息的手段，特别是关于切脉的知识、辨证体系和现代体质学说 3 部分讲述。

4.1.1　为什么需要辨？

在讲述中医病理观时，我们曾指出，传统中医对人体生理的认识只达到全身和器官的宏观层次，是中医需要证这一病理模型的根本原因。而模型建立在这宏观层次，辨的需要即随之而来，这是由于下面多个方面的原因所致：

- **非唯一对应**　症状与证不是 1—对—1 的对应关系；不少症状会出现在超过 1 个证里，因此需要辨。不过，多数的证名定义于一组症状而非单一症状，这无疑能大大降低辨证错误的几率。《伤寒论》开启了以脉象作为检验是否“对证”的模式，当然也是认识到对辨证的结果有进行核实的需要。
- **逻辑问题**　现代逻辑可分为组合逻辑和有序逻辑两大类。简单地说，哪几种症状对应哪个证名属于组合逻辑；但病家可能同时出现对应超过一个证的征候，这时有可能是简单的复合证（仍属组合逻辑范畴），但也有可能是其中一些证需要放在优先处理的位置，这种情况则属于有序逻辑范畴。后一种情况值得多说几句。古人说，“不知死、焉知生”，用在医学上，可解读为需先判断是否属危证，因其具有决生死的重要性。譬如见到“四逆"，即四肢"厥逆"（冰冷），应该首先判断是否危证的征兆，因为如果是危证却不马上抢救，病家很快就会休克甚至死亡。如果在辨证时碰到这种征候却不优先判断是否危证，由此而引起医疗事故的发生，可说是源于辨之有序逻辑的错误。

· **互为因果** 理性思维和自然科学强调事物间的因果关系，许多自然界现象的因果关系相对单纯，但人的气－血或身－心之间，常见互为因果的关系。譬如心烦，是因还是果？其实两者皆有可能；但如果一个人长期受到某些健康问题困扰，那心烦是果而不是因的可能性就很大。现代科技发展重视各种失误的原因，常常花大力气找出根源（而不仅仅是直接原因），然后才能从源头上去解决问题。治病也一样，如果因为因果不明以致倒果为因，那就常常出现疗效不彰或一停药症状又重来的情况。

· **"形而上"思维的 2 个副作用** 1）形而上［即抽象］本质上是提取共性的过程，在这个过程中，特殊性不可避免地被扬弃，譬如许多消化道的症状被归结为脾虚；但运用医道治病，本质上是个形而下的过程，这时需要把被摒弃的特殊性（譬如这脾虚是发生在胃，还是在肝胆胰肠）"补"回来；2）中医生理在功能化的过程中赋予脏腑多义（譬如心同时有实体心脏和心神的含义），在应用经验时需要加以分辨。

· **矛盾共存（夹杂）、表象掩盖实质** 辨的最大难点之一，是存在许多不是单一的虚或实、寒或热的情况，而是虚实夹杂、寒热夹杂，甚至是所谓真寒假热或真热假寒等表象和实质刚好相反的情况。

· **病态和非病态征候** 中医所注重的征候很多与生活经验相关，譬如乏力、口渴，但这些现象不一定是病态或病理性的，这里的关键是要分辨是否超出人体的自我修复能力之外。譬如打了一个下午的球，感觉口渴乏力再正常不过了，但补水休息就可恢复，这与病理性的口渴乏力有根本性的区别，后者指饮了水仍感渴，或无明显操劳却感乏力。

· **病处于不同阶段** 相同的症状有时需要根据疾病在不同的阶段作不同的处理，故了解病史，实属辨治的基本功之一。

此外，从根本上说，所有的模型本质上都是反映人们对所模拟对象关键属性的取舍，这中间除了认识上是否准确到位的问题外，还会根据一定视角对已知的所有属性进行取舍简化，故模型不仅会经历创造修改的过程，而且总存在其适用性条件的制约。对人体健康如此复杂的病理模型，这种内在的条件制约当然也不可避免。因此，所谓辨，还应当包括对病理模型适用性的判断。

辨证是中医诊治观的关键，辨证失误的后果可小可大：小者起效慢而已，大者甚至可致命，不可不慎。从上面所讲需要辨的各种因素可知，不同的原因需要不同的处理，这正是中医辨证超出基于证候病理模型的、单纯的逻辑运算之复杂性所在。

4.1.2　如何辨？

辨证从搜集征候信息开始，前人总结为望闻问切，合称“四诊”。望闻问的内容在病理观中的征候空间分析（3.2.3.3）里已有介绍，故下一小节主要介绍与切脉有关的一些基本知识，以及我们从《金匮要略》脉象用语的数据分析中得出的重点脉象。

历代医家把如何辨的经验总结为辨证体系。六经辨证以《伤寒论》的三阴三阳六病的划分为蓝本，发展最早但缺点亦多；到张景岳提出八纲辨证，是中医辨证理论的一个里程碑。此后虽有三焦辨证或卫气营血辨证等，基本上属补充性质。故本节主要介绍六经和八纲辨证。

中医药大学教授王琦在对中医医案统计分析的基础上，提出平和加 8 类偏颇体质的分类方法，并设计出简易的问卷使体质判定具可操作性，对进一步发展完善辨证逻辑有一定的参考意义，故本节对此作了些基本介绍。

4.1.2.1　搜集征候信息：望闻问切

辨证的起点是搜集与病家主诉相关的征候信息，中医把与之相关的手段归纳为“望闻问切”，合称“四诊”。一般而言，问诊在四诊中最能体现一个医生的水平，而且这无分中外，甚至无分职业。古人给知识起了一个“别名” — 学问，可解读为“学会怎么问”。事实上，如果对所要研判的事情没有一些最起码的了解，那连提出一个有意义的问题都不大可能。所以问诊所涉及的，从根本上说，是属于专业知识水平的问题。而问诊的其中一项内容是病史，尤其对于长期顽症患者，从病史中常可发现“心病”的线索，值得有志从医者重视。

话虽如此，病也分大病小病，特别是分流行病和非流行病。某些传染病大流行时，看病的人 90% 以上都是相同的病，医生一见，光按望诊所搜集得来的信息，如年龄神态尤其面色等，加上作为流行病的主症状，不切脉、不闻不问而仅按几率算也可有超过九成把握。而在实践中，医生常常要平衡效率资源等与医药专业知识无直接关联的经济考虑。如果在流行病高峰时诊室里有几十人在候诊，牺牲部分服务质量以提高效率有时也是不得已之举。

在 3.2.3.3 里，我们通过对征候空间结构和特点的分析，已勾画出所收集信息的范围和轮廓。但这个分析里没有包括舌诊和脉诊，原因是这两方面的内容，在原材料中是与征候分开独立描述的。舌诊可以是望诊内容的一部分，但脉诊却不是，而是独立成为四诊之一。虽然位居四诊之末，但脉诊无可否认是最具中医特色的断证手段，值得用专节去介绍。

4.1.2.1.1　28脉象

对中医持怀疑态度的人来说，脉诊最大的问题有二，一是切脉所得的结果完全依赖医生通过自己的感觉和认知作出判断，而同一个病人的脉象，10 个医生里可能有超过 2 ～ 3 种判断；二是具体部位的脉象对应身体哪些部位或器官，历史上的医家就有不同的说法，至今没有定论。我们这里主要介绍应该没有什么争议的关于脉象的 2 个基本知识：一是 28 个基本脉象的名称及其含义；二是通过对《金匮要略》里提到的脉象进行数据分析，从而得到关于脉象在临床诊断中的关注重点。

脉象从《内经》到成熟的过程超过千年。《内经》只提到 8 个脉象（浮沉缓急大小滑涩），但每个脉象辅以 3 个量级。晋·王叔和《脉经》提 24 个。元·滑伯仁《诊家枢要》增 4 个（牢疾长短）至 28 个。明李时珍著《濒湖脉学》采 27 脉以诗诀形式普及。但何脉归何类历来有不同意见，以下按民国时代名医杨则民的《潜庵医话》所论将 28 脉 [1] 分为 3 个大类并附图说明：

· 强度（12）：浮、沉、虚、实、微、弱、伏、牢、革、濡、芤、散。

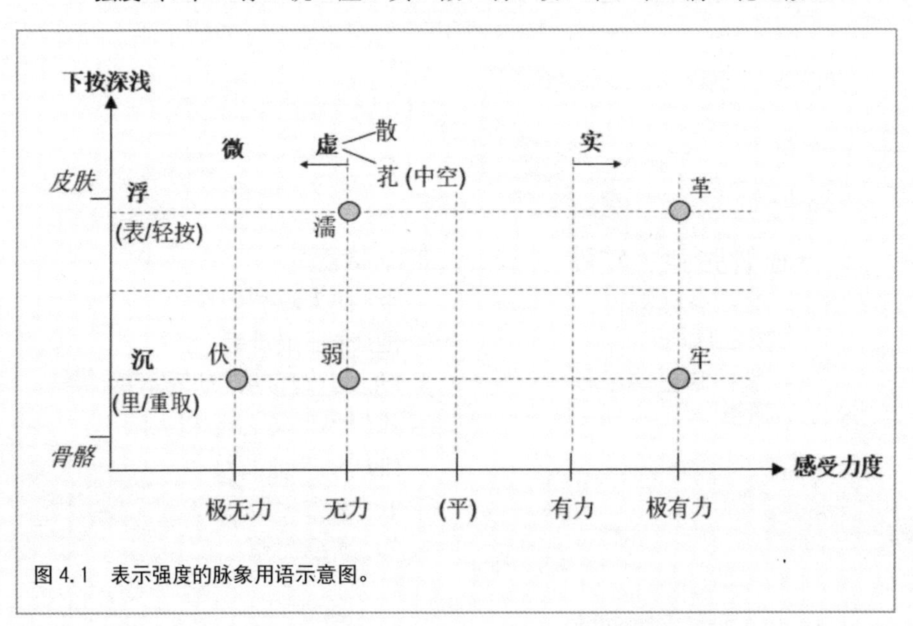

图 4.1　表示强度的脉象用语示意图。

· 脉跳频率（7）：迟、缓、数、疾、结、促、代。

时而一止	3	＜4	6	7
无	迟	缓	数	疾
有		结	促	代

· “时而一止”以一息间跳动次数及是否有“不至”（心律不齐）为判别标准

图 4.2 表示脉跳频率的脉象用语。

· 形状（9）：弦、紧、滑、涩、动、洪 / 大、细 / 小、长、短。

- 血管张弛 / 软硬
  - **弦**：弦细端直、按之且劲
  - **紧**：弦更劲左右弹指
- 血流状态
  - **滑**: 往来流利如珠者
  - **涩**: 滞涩艰难者
  - **动**: 如豆乱动，动摇不移
  - **洪/大**: 来盛去衰/粗大阔
  - **细/小**: 形细如丝
  - **长**: 来去迢迢而长
  - **短**: 缩缩而短

图 4.3 表示脉象形状的用语。

4.1.2.1.2 从《金匮要略》的脉象统计看重点

医家常以多于一个类别的脉象用语表达脉诊的结果，如浮数或沉迟，称为复合脉象。我们把《金匮要略》里的脉象做了一个数据分析，结果如下：

	单字脉象			复合脉象					
脉	病/定义	病/特例	方剂	病/定义	病/特例	方剂	小计	(%)	累计(%)
浮	9		8	20	1	3	41	14.29	14.29
弦	6	2	1	18	3	2	32	11.15	25.44
沉	3		3	21	3	2	32	11.15	36.59
数	4	3	3	15	3	3	31	10.80	47.39
紧		2	1	14	2	4	23	8.01	55.40
微	6			12	1	3	22	7.67	63.07
迟	2			13	2	4	21	7.32	70.38
洪/大	2	2		9		3	16	5.57	75.96
弱		1	1	9	1	1	13	4.53	80.49
细/小	2			7	1	1	11	3.83	84.32
滑			1	5	2	1	9	3.14	87.46
涩	1	1		3	1	2	8	2.79	90.24
虚	1			3		2	6	2.09	92.33
伏	2		1		1		4	1.39	93.73
平	1		2				3	1.05	94.77
动	1			1		1	3	1.05	95.82
芤				1		2	3	1.05	96.86
缓				2			2	0.70	97.56
急	1			1			2	0.70	98.26
实				2			2	0.70	98.95
绝		1		1			2	0.70	99.65
濇				1			1	0.35	100.00
总数	41	12	21				287		

表 4.1　《金匮要略》脉象用语统计。

从上表可见，浮/沉、弦/紧、数/迟等6个脉象，分别是强度、形状和脉跳3大类中最常用的，合占复合脉象和全部脉象的九成和八成，是掌握脉诊的重点。还有，在《金匮》中，脉象并不是独立于病种分类之外的指标或参数，而是从属于病种之下的辅助手段，特别是用于检验医家根据征候而作出的对证的判断。关于这项脉象研究的更多信息，可参看［2］。

总之，即使在今天，在医疗仪器不齐全的特殊环境或紧急情况下，脉诊能提供人体气血等整体状况的信息，仍有其实用价值。

4.1.2.2 辨证体系

在3.2.1节里，我们追溯了仲景在《伤寒论》首提“证”作为病种分类的抓手，并在三阴三阳的热病框架下进一步以条文和对应方剂的形式，把当时治热病的经验汇编起来以便重复使用。当《伤寒论》作为当时中医治热病最高成就的地位确立以后，如何从这些经验通过“形而上”进一步提升成更高层次的医道认识，成了历代医家努力的目标，结果即是辨证体系的形成。这经历了一个非常漫长的积累提升过程，六经辨证和八纲辨证可说是这个过程中最重要的两个里程碑。

4.1.2.2.1 六经辨证

六经辨证是后世以《伤寒论》对外感病分类为框架或纲领，建立中医辨证体系的结果，虽然《伤寒论》本身并没有“六经”这个提法。六经指三阴（太阴、少阴、厥阴）三阳（太阳、阳明、少阳），在《内经》里是经络的名字（手、足各6经共12经，详见2.1.2）。《伤寒论》把“伤于寒”的外感发热病划分为阴阳两大类，每类再细分3种以三阴三阳命名，称为六病，以太阳病为首，先讲三阳病，再讲三阴病。每病有数量不等的条文列出征候和对应方剂。《伤寒论》里的三阴三阳，主要是指病邪所在人体部位，以太阳代表病邪在表，以厥阴为最内里，少阳属半表半里或肝胆；但因为这些部位涉及不同器官，同时也有病的深浅和不同器官受邪有不同表现的含义。下表把《伤寒论》里的六经病和霍乱、阴阳易项下的条文数相方剂数列出作一比较。

六经病	条文数			方剂数			
	#	%	累计	#	新	%	累计
太阳	178	44.7%	178	75	75	66.4%	75
阳明	84	21.1%	262	18	9	8.0%	84
少阳	10	2.5%	272	1	0	0.0%	84
太阴	8	2.0%	280	4	2	1.8%	86
少阴	45	11.3%	325	17	14	12.4%	100
厥阴	56	14.1%	381	12	6	5.3%	106
霍乱	10	2.5%	391	4	3	2.7%	109
阴阳易	7	1.8%	398	5	4	3.5%	113

表 4.2　《伤寒论》各章条文数和方剂数统计。

细看上表，不难发现，光太阳病的条文就占了《伤寒论》里全部条文数的近一半、方剂数占近 3/4。后人既尊崇仲景，从《伤寒论》框架出发试图建立辨证体系自有其历史意义；但不可否认的是，把伤寒外感六病作为辨证主体、且以体位作为主要划分标准，虽然其中有暗含病之深浅的含义，但不能不受到这个框架的严重制约。

4.1.2.2.2　八纲辨证

八纲辨证是阴阳哲理应用的一个范例，最早的源头出自明代大医家张景岳：

“凡诊病施治，必须先审阴阳，乃为医道之纲领。……六变者，表里寒热虚实是也，是即医中之关键。明此六者，万病皆指诸掌矣。”（张介宾《景岳全书传忠录》第一版，上海：科学技术出版社，岳峙楼藏版影印本，卷一，18－20 页）（转引自赵洪钧《中西医结合二十讲》[3]）

张把八纲分成两个层次，阴阳是属于医道层次之‘纲领’，张称其余六纲为‘六变’，而且明确指出治病的关键反倒是在六变。这是一个‘形而下’的绝佳例子：阴阳之道按照辨证实践的需要，器化成 3 对类似阴阳的“六变”，成为比原来仅有阴阳更具可操作性的思维工具。

与六经辨证相比，八纲辨证代表中医逻辑思维的一大飞跃，体现在三个方面：一是明确提出作为辨证纲领的纲，已经完全跳脱出《内经》《伤寒》之三阴三阳的六经框架约束，企图从更本质的认识上去把握辨证的纲领。二是张的总纲和六变说，不仅明确区分阴阳有道和器的两个不同层次，而且强调六变反而是“医中的关键，明此六者，万病皆指诸掌矣”。三是六变所代表的 3 对“纲领”— 表里、虚实、寒热 — 更接近 3 个维度（邪在表还是在里、正邪斗争之烈度、发热状况）的意思。

更重要的是，八纲说（更准确地说是六纲说）实际上是开启了以纲领或维度去解构证名空间的思路，明显比之前的六经辨证更少交叉重叠，因而可说是从更简洁有效的视角去解读《伤寒论》。这个纲领框架既然不需要依赖三阴三阳，当然可以通过扩展纲领或维度的办法（譬如增加燥湿或血瘀之类），把《伤寒论》所没有论述的其他病种或证名涵盖进来。这也是本研究在证空间研究方面所遵循的路向。

4.1.2.3 体质学说

体质是个体相对稳定的生理特性，由此而产生的个性化治疗需要，是中西医共同关注的问题。个性化治疗可说与中医的核心理念“辨证论治”不谋而合，因为每个人的体质都不一样，因而虽是相同的症状，也要按不同的体质来施治。但如同中医的证概念一样，体质概念也没有一个标准或规范的定义，这必然导致沟通和传承效率低下。不仅如此，如果每个医生对每个病人都产生不同的体质判断，从而影响方药的应用，必然会造成医疗资源的巨大需求和浪费。就像人身上的衣服，度身订做当然最合身，但大部分人会接受从几个尺寸中选择。这是在完全的个性化和全无个性之间找到效率最佳的平衡点。

中国中医药大学的王琦教授，在国家科研基金资助下，对中医的体质进行了深入的研究，在对超过 2 万个案例进行流行病学调查的基础上，开发了一个系统的体质分类及判定标准，于 2008 年发布 [4]。

这个系统将体质分成平和质和 8 个偏颇质。8 个偏颇质分别是气虚、阳虚、阴虚、痰湿、湿热、血瘀、气郁、特禀。相关的征候分成体力、适应力、体态、感觉、排泄、情绪等 6 个类别共 60 条选择题，以问卷的形式让测试者回答（图 4.4）。

测试者按自己的情况选择从“没有”到“总是”的选项作答，每题得 0-4 分。因每个问题实际上是归属于 9 种体质中的其中之一，测试者的回答会给九种体质各自一个总分，再拿这个总分去跟系统根据经验设定的阀值比较，得出对相关体质是、基本是、或否的判定。

体质评估问卷

请按**过去一年总体状况**评估下列各项(共60题)

A. 体力(7)

A1. 您精力充沛吗?
○ 没有 ○ 很少 ○ 有时 ○ 经常 ○ 总是

A2. 您容易疲乏吗?
○ 没有 ○ 很少 ○ 有时 ○ 经常 ○ 总是

A3. 您容易气短(呼吸短促，接不上气)吗?
○ 没有 ○ 很少 ○ 有时 ○ 经常 ○ 总是

A4. 您容易心慌吗?
○ 没有 ○ 很少 ○ 有时 ○ 经常 ○ 总是

A5. 您容易头晕或站起时晕眩吗?
○ 没有 ○ 很少 ○ 有时 ○ 经常 ○ 总是

A6. 您活动量稍大就容易出虚汗吗?
○ 没有 ○ 很少 ○ 有时 ○ 经常 ○ 总是

A7. 您说话声音低弱无力吗?
○ 没有 ○ 很少 ○ 有时 ○ 经常 ○ 总是

B. 适应力(9)

B1. 您比别人容易患感冒吗?
○ 没有 ○ 很少 ○ 有时 ○ 经常 ○ 总是

B2. 您比一般人耐受不了寒冷(冬天的寒冷，夏天的冷空调、电扇等)吗?
○ 没有 ○ 很少 ○ 有时 ○ 经常 ○ 总是

B3. 您感到怕冷、衣服比别人穿得多吗?
○ 没有 ○ 很少 ○ 有时 ○ 经常 ○ 总是

图 4.4 体质评估问卷内容样本

关于这 9 种体质，下面 2 个表改编自《中医体质学》[4]，对 9 种体质进行比较。表 4.3a 比较的是征候特点，分成体态、突出表现、发肤、唇舌脉象、大小便和精神等维度；表 4.3b 比较性格、发病倾向与适应力等更为抽象的特质。

体质	体态	凸出表现	发、肤	唇、舌、脉象	大/小便	精神
平和	体形均匀健壮	-	面色、肤色润泽	唇色红润，舌色淡红,苔薄白,脉和有神	二便正常	目光有神，嗅觉通利，睡眠良好，精力充沛
气虚	肌肉不健壮	气短懒言，肢体容易疲乏，易出汗	毛发不华	唇色少华，舌淡红，舌体胖大，边有齿痕，脉象虚缓	大便正常	目光少神，口淡，头晕，健忘
阳虚	多形体白胖肌肉不健壮	平素畏冷，手足不温，喜热饮食	面色柔白 毛发易落	舌淡胖嫩边有齿痕，舌苔润，脉沉迟而弱	大便溏薄 小便清长	精神不振，睡眠偏多
阴虚	体形瘦长	手足心热，易口燥咽干,鼻微干，口渴喜冷饮	面色潮红，有烘热感，皮肤偏于易生皱纹	唇红微干，舌红少津少苔，脉象细弦或数	大便干燥 小便短涩	目干涩，视物花，眩晕耳鸣，睡眠差
痰湿	体形肥胖，腹部肥满松软	喜食肥甘甜黏，多汗且黏，胸闷，痰多	面色淡黄而黯 面部油脂较多	舌体胖大，舌苔白腻,口黏腻或甜，脉滑	大便正常或不实，小便不多或微混	眼胞微浮，容易困倦，身重不爽
湿热	形体偏胖或苍瘦	男易阴囊潮湿 女易带下增多	面垢油光，易生痤疮、粉刺	舌质偏红苔黄腻，容易口苦口干，脉多见滑数	大便燥结或黏滞，小便短赤	眼睛红赤，身重困倦，心烦懈怠
血瘀	瘦人居多	易出瘀斑，易患疼痛，或有出血/吐血倾向，女性多见痛经、闭经，或经血凝块，或崩漏	面色晦黯，皮肤偏黯或色素沉着，发易脱落，肌肤干	口唇黯淡或紫，舌质黯有点、片状瘀斑，舌下静脉曲张，脉象细涩或结代	—	眼眶黯黑，鼻部黯滞
气郁	形体瘦者为多	食欲减退，惊悸怔忡，胸胁胀满，或嗳气呃逆，痰多	平素忧郁面貌，神情多烦闷不乐	舌淡红，苔薄白，脉象弦细	大便多干 小便正常	或走窜疼痛，或乳房胀痛，或咽间有异物感，健忘，多伴善太息，睡眠较差
特禀	无特殊，或有畸形/先天	遗传性疾病有垂直遗传，具先天性、家族性特征；胎传性疾病其母体影响胎儿个体生长发育及相关疾病的特征				

表 4.3a　9 种体质在征候空间的不同表现。

下表比较不同体质者在性格、发病倾向和适应能力方面的表现。

体质	性格	发病倾向	适应能力
平和	随和开朗	平素患病较少	对自然和社会环境适应能力较强
气虚	内向，情绪不稳，胆小	易患感冒，病后易迁延不愈；易患内脏下垂等	不耐受寒邪、风邪、暑邪
阳虚	多沉静、内向	发病易从寒化，易病痰饮、肿胀、泄泻、阳痿	不耐受寒邪，耐夏不耐冬；易感湿邪
阴虚	急躁，外向好动，活泼	易患阴亏燥热的病变，或病后易见阴亏症状	不耐热、燥邪，耐冬不耐夏
痰湿	偏温和稳重，恭谦 和达，多善于忍耐	易患消渴、中风、胸痹等病证	对梅雨季节及湿环境适应能力差
湿热	多急躁易怒	易患疮疖、黄疸、火热等病证	对湿环境或气温偏高，尤其是夏末秋初湿热交蒸气候较难适应
血瘀	易烦，急躁健忘	易患出血、癥瘕、中风、胸痹等病	不耐受风邪、寒邪
气郁	内向不稳定，忧郁脆弱，敏感多疑	易患郁证，脏躁，百合病，不寐，梅核气，惊恐等病	对精神刺激适应能力较差 不喜欢阴雨天气
特禀	因体质而异	易药物过敏及患花粉症，易患"五迟"、"五软"、"解颅"、胎惊、胎痫、胎弱等	适应能力差，易引发宿疾

表 4.3b　9 种体质在性格、发病倾向与适应力的比较。

问卷的设计和阈值的设定，来自前述的研究结果，8 个非平和或偏颇体质的用语，与证名用语有很明显的交集；而所根据的征候表现，与上一节所讲述的病理模型所对应的征候类别和特点也有相当密切的相关性。故体质的明确界定可视为对中医证候空间的一种分类、简化。

必须指出的是，按照这个评分办法，9 种体质之间并不是如衣服尺寸一样只能属某一码，而更多是像 9 个维度之间的关系。故一个人的体质并不一定是单一的某种体质，而更可能是在 9 个维度上有不同程度表现的组合。

还有，体质会随着生命的不同阶段而演变。年轻人中，阴虚、湿热、气郁的体质较多，随着年龄增大，气虚、阳虚体质逐步增加；中老年人痰湿、血瘀体质多见。另一方面，男性平和、痰湿、湿热体质明显多于女性；女性血瘀、阳虚、气郁、阴虚体质明显多于男性[5]。

体质的分类和判定属于中医现代化进程中的新生事物，是中医专业化、规范化的一环，对证候的规范化也能起到互参的作用。

4.2　中医诊治观之理法方药

“理法方药”是中医诊治观之治的内容。在这一节里，我们先重温一下中医的治病理念，并结合新冠战疫中得到的启示，从增强逻辑说服力的角度对正邪概念作了些精准化改进。

传统对治病之法有八法之说，但在实战上作用有限，因为证本身是从经验总结而来，而辨出证就已有对应的治；故其用于主要是在对方药的分类上，而现代中医对此已大大优化。本节对八法只作简单介绍，而把现代的治法分类放在方剂一节讲述。

本研究的特色之一，是广泛运用数据分析作为辨识各知域重点的手段和根据。在方和药的部分，除了讲述相关的基本常识，也分别展示了数据分析在这 2 知域所取得的一些成果，如历代方剂排行和药物使用的变迁趋势。此外，在方剂部分，我们选出 5 个中医名方，建议将它们作为衡量普及和提升全民中医药知识的硬指标。

4.2.1 核心理念：扶正祛邪

中医治病理念的核心可高度概括为“扶正祛邪”四个字。这一理念有两个要点：一是正、邪的内涵；二是扶正与祛邪之间，应以哪个为重点。

正指正气，在中医生理观的 2.1.4 节中，我们将之解读为“代表中医对生命本质作为动静态统一体的抽象表述”，并以广义狭义稍加区分：“狭义的正气指人的自我修复能力和相关的生理功能，广义的正气则可理解为人体的新陈代谢”。

邪指病邪，作为正气的对立面，泛指一切产生疾病征候的因素。

上述这些认识来自古人通过思辨对疾病诊治经验的总结，既不需要现代科技的支撑，却也不会与现代生理病理医理知识产生根本性的矛盾冲突。上面表述中的“自我修复能力”和“新陈代谢”等虽然是现代用语，古人在宏观层面有基本相同的了解，只是没有在具体机制上达到现代科学所要求的精确表达。

新冠病毒从 2020 年初到 2022 年底在全世界大流行，中医药在中国的新冠战疫中发挥了独一无二的作用，给我们对传统理念带来一些新的启示。我们应吸收现代知识对正邪的内涵作更精确的表述：

- **扶正**：除前述的狭义广义含义外，应引入提升免疫系统活力的内容；
- **祛邪**：应区分直接抑杀细菌或病毒的能力，和有效处理它们引发的各种副作用（如炎症风暴或代谢物毒性）的能力。

基于对宏观现象思辨的传统中医关于正邪的论述，与现代诸如细菌病毒等微观层次的知识，并不存在什么根本的矛盾或障碍。但按照现代常识细化相关内涵，对增强中医理论的逻辑说服力非常重要。譬如对中药是否有抗病毒作用的问题，应持科学的态度，即只能用证据说话，而不应套用清热消炎药有杀菌作用、进而简单引申为能抑杀病毒。但另一方面，新病毒产生的毒素或副作用对肌体的伤害，却可能与旧的细菌病毒相同 — 这可以解释为什么一些传统方药能在对抗新病毒中发挥作用。因此，区分这两种不同的“祛邪”作用，不仅符合现代人对逻辑精确清晰的要求，而且能为开发知识储备以快速应对未来新病毒的研究起到指导的作用。反过来说，如果容许语义笼统导致逻辑含混，这样的理论在当今世界不仅很难被现代人认可，更不要说能争得什么“话语权”了。

至于扶正与祛邪之间的重点，既需要有"总体观"，更要具体分析。总体上说，扶正重于祛邪，自金元时代起就已成医家的共识。尤其是，人体最终只能通过自身产生抗体才能有效对抗病毒，这已经是只需达到中学教育程度的现代人的基本常识。其实这一常识本身即是对"扶正重于祛邪"这一理念最有力的注脚。

但另一方面，"正夺为虚"与"邪盛为实"，同时或先后出现也是经常发生的情况，两者常被冠以"本""标"之名以区分其相对受关注程度，本病的意思也接近现代人所谓的基础性疾病的意思。故扶正与祛邪之间的重点有另一层意思：即当病家存在基础性疾病、又近发或突发以邪盛为特征的标病时，应以何者为优先处理对象？古人得出的经验总结是：先治标后治本。这与现代医学的认识也基本一致。

4.2.2　治病之法

治病之法，直觉的理解就是代表中医理论高度概括的"理法方药"中之法。

前人不断摸索如何解释中医的治病方法，到清代程钟龄著《医学心悟》，基本上定型为8法，分别是：汗、吐、下、温、清、补、消、和[6]。这种对治法的概括，本身也是逻辑思辨的结果，即是：按照证名所表示之病理，以"反其道而行之"来纠偏。譬如八纲病理模型中的虚实寒热，按《内经》的说法，对应的治法就是"盛［实］者泻之，虚者补之"，"寒者热之，热者寒之"（《至真要大论第七十四》）。只不过，泻（下）补温清等法，是以相关的方药属性为前提。如果医家不知方药属性，治法就只是一句空话。再说了，以8法来概括治则未免过于笼统，只能作为顶层分类的名称。譬如"虚者补之"，虚有气虚血虚，治法虽然都是补虚，但补气和补血的方药有明确的区分，不可混淆。故8法虽可作为方药分类的属性准则，但如果仅以相对于治法的证名病理特性（如虚）出发，是不能确定应该选用同类（如补）的哪个方剂的。

从中医的发展历史看，一方面，传统中医在发展初期遵循的方法学基本上是试错，方药先行，通过临床验证，没用的被淘汰掉，能治病的留下来（譬如考古出土的《五十二病方》）；另一方面，历代医家把方药使用的经验通过证候概念组织起来，在治病时通过辨出证名的方法直接找到对应的方药，譬如血虚证用补血的＜四物汤＞。换言之，治病之法与方药之间，更多是果而不是因：也就是说，是先有方药后有治法作为一种分类总结，而不是相反。

配合辨证，治法作为药物的功能分类名称，最大用处是简化中医治病的用药逻辑。因为医家从病人主诉和征候中辨出可能不止一种证，那可以通过与主证对应的经验方作为基本方，通过药物加减使开出的方剂更切合病家的具体情况。故治法作为药物的功能分类名称，可为药物加减提供理据和便利。

因此，从实际应用看，现代的方剂药物功能分类名称，即是从治法的总结而来。因此，我们把现代的治法分类，放在关于方剂的下一节一并介绍。

4.2.3 方剂

方剂是中医 5 知域（征候、证名、方剂、药物、医案）中除医案外体量最大的一个，而且是病家感受疗效的直接来源，重要性不言而喻。现存最早的方剂集是上世纪 70 年代出土的《五十二病方》，实际上内含 283 方；到唐朝药王孙思邈时已达 7500 首[6]，到明朝《永乐大典》据说已收录 10 万首。按照这个增长率，到现代肯定已有十几万甚至几十万首。如果说在秦汉时期，那时医家的主要角色是创设和收集、整理医方，到现代，尤其对本书所主要针对的非危重常见病来说，如何能在最短的时间内，从已经专家们精挑细选的几百个方中找到最适合的一、两个方，比自拟新方可说是个更为实用的目标和挑战。现代的信息技术在这方面应能发挥更大的作用。在这一节里，我们先简述关于方剂的基本常识，然后介绍本研究如何找出重点方剂的思路和成果。

4.2.3.1 基本常识

国内大学教材《方剂学》的总论，对方剂的发展历程有详尽完整的介绍。对有意提升中医知识水平的读者，建议可以《方剂学》的总论作为必读参考。我们在这里只扼要讲述方剂分类和煎服中药这两方面的内容。

4.2.3.1.1　功能（治则）分类

方剂分类是个很重要却又是非常复杂的事情。很重要，不仅是因为类别名称能揭示同一类别方剂的主治功能，而且它还扮演着上连证名、下连药物的枢纽角色。非常复杂的原因则来自很多方面。但最主要原因有二：一是有些分类（如“解表”）有很悠久的传统不易改变，二是因为中医的功能概念之间 — 譬如补气 / 血和理气 / 血 — 本身就有很多重叠，加上有些方剂还被视为可用于多于一个的功效类别，故所谓功能分类，实际上是混合了好几种不同视角（包括传统分类）的产物。

现代中医药大学教材对方剂的分类，是在清・汪昂（《医方集解》作者）的综合分类法基础上，再结合现代临床实践优化而来，种类数从汪的 22 减至 19，但大部分大类之下再分细类，如果以细类为单位，实际上有 57 个类别。总的来说，比传统所说的治病 8 法已更为细致实用。譬如在治病之法一节里提到过、针对虚病的补法，现代教材已细分为补气、补血、补阳、补阴 4 个细类。此外，教材所列方剂还分为正方和从属的附方。在 7 版《方剂学》（2003）[7] 里的 362 方，正、附方数分别为 182 和 180。下表展示 7 版《方剂学》按方剂数从多到少排行的分类统计。

章#	方类	方数	累计方数
1	解表	38	38
2	泻下	19	57
3	和解	19	76
4	清热	42	118
5	祛暑	10	128
6	温里	20	148
7	补益	44	192
8	固涩	11	203
9	安神	7	210
10	开窍	9	219
11	理气	20	239
12	理血	25	264
13	治风	17	281
14	治燥	12	293
15	祛湿	38	331
16	祛痰	18	349
17	消食	7	356
18	驱虫	3	359
19	涌吐	3	362

排行	方类	章#	节数	方数	累计方数	占比	累计占比
1	补益	7	6	44	44	12.15%	12.15%
2	清热	4	5	42	86	11.60%	23.76%
3	解表	1	3	38	124	10.50%	34.25%
4	祛湿	15	5	38	162	10.50%	44.75%
5	理血	12	2	25	187	6.91%	51.66%
6	温里	6	3	20	207	5.52%	57.18%
7	理气	11	2	20	227	5.52%	62.71%
8	泻下	2	5	19	246	5.25%	67.96%
9	和解	3	3	19	265	5.25%	73.20%
10	祛痰	16	5	18	283	4.97%	78.18%
11	治风	13	2	17	300	4.70%	82.87%
12	治燥	14	2	12	312	3.31%	86.19%
13	固涩	8	5	11	323	3.04%	89.23%
14	祛暑	5	-	10	333	2.76%	91.99%
15	开窍	10	2	9	342	2.49%	94.48%
16	安神	9	2	7	349	1.93%	96.41%
17	消食	17	2	7	356	1.93%	98.34%
18	驱虫	18	-	3	359	0.83%	99.17%
19	涌吐	19	-	3	362	0.83%	100.00%

注：正方数182，　附方数180

表 4.4　7 版《方剂学》的分类顺序（左）和按方剂数从多到少的排行（右）。

理论上，类的方剂数愈多，反映这个类相对更重要。上表右方的统计乃按方剂数排行，注意首 5 个类别共占总方数的一半以上。然而，如果按上表左方之《方剂学》各章顺序来学习方剂，表右方排行第 4 的祛湿方，要到第 15 章才开始触及，按章节顺序来说，已经是第 294 方，即前面的方剂已占方剂总数的八成了。由此可见，《方剂学》教材从超过 10 万个方剂中选出 362 方，虽然在学习中医方药所需要掌握的核心知识方面，确实起到应有的规范作用，但《方剂学》书本的这个种类排序，显然无助于我们在绪言提出的、在最短的时间内掌握重点方剂的目标。

本研究按方剂在临床应用中的适用性排行为根据，先反向选出最重要的证名约 100 个，然后再把这些重点证名及其参考方剂，分为核心－基本－常用 3 个级别，提供了一个以证名为纲、循序渐进掌握重点方剂的思路和方法。关于这个筛选过程，详见 5.2.3 节；具体成果则在讲述现代的煎服药常规后，在 4.2.3.2 节介绍。

4.2.3.1.2 煎药、服药常规

虽然现在国内二线以上城市的几乎所有中药店都有代煎药服务，中医院更有浓缩制剂代替传统药材饮片以缩短药液生成的时间，但对未能享受这些便利的读者来说，一些基本的煎药常识仍然有用，比较重要的有下面 2 点：

- 忌用金属锅；一般矿石类药物或甲骨类先煎；
- 煎 2 次混合分服；首次先浸泡 20 分钟，水应高出药面，2 碗半～ 3 碗水煎成 8 分；第二次加碗半水左右煎成约 8 分。

通常一日服药 2 次或 3 次，最常见的问题是饭前还是饭后喝。古人有两个说法：一是病在胸膈以上者饭前吃，反之饭后吃；另一说则是治病者饭前，养生者饭后。这两个说法，一涉病位，一涉功能，不过，中药既然已有归经和引经药物之说，似无必要。《方剂学》教材则主张，一般饭前 1 小时服药，但对肠胃刺激者则饭后服。

与煎、服药相比，病家其实更应关注服药之后身体的反应，特别是在食欲和

排便两个方面。我们反复强调，中医治病的核心理念是“扶正祛邪”，且扶正重于祛邪。而“正夺为虚”，从逻辑上说，无论怎么分类，扶正只有补虚一法，其他各类都属祛邪之法。而应特别注意的是，汗吐下和清热消炎药，都会不同程度地消耗人体正气，故在医经里不断提示要“中病即止”，即症状消除就要停止服药。譬如著名的峻下方＜大承气汤＞，此方用得得当，有起死回生之效，但只能在大便不通时才用（最重要的征候是“脐周有硬屎可触”），吃药一次便还没通，可以再吃；一旦便通了，就要马上停药，不然就会出现腹泻，成效开始转向反面。说到腹泻，一天排便多少次才叫泻？一般以 3 次为准。服药后，不管主诉症状有没有改善，排便次数突增至一天 3 次以上，且粪便不成形，应该马上停药。如果停药后腹泻仍未停止，应咨询医生。

4.2.3.2　方剂排行榜（从仲景到民初）

2011 年，由上海中医药大学陶御风、史欣德教授领军的研究团队，发表了《皕一选方治验实录》[8] 的研究成果。这个研究从仲景时代起至民国初年的约 400 本医书中，分为仲景方、晋唐、宋金元和明清 4 个时期，从超过 10 万方中选出 581 方，每方并附有从古至近、现代中西名医医案共计多达 5200 多个。我们用该书对每个方剂所附的相关医案数量作为指标进行排名，因为在一定程度上，排名越高，越能反映适应证越多，可作为方剂研习重点的根据。表 4.5 列出在《皕一选方》的方剂按医案数的排行榜里，所附中西医案数大于 30 的首 37 个方剂。

这个排行榜揭示了一些有用的信息，有助于破除在中医界浓厚的崇古迷思。譬如网上有些江湖人士爱拿《内经》《伤寒》作包装，甚至以非经方（指出自《伤寒》《金匮》之方剂）不用作招徕。然而，从上表可见，仲景方虽然占了近 2/3，但应用最多的首 2 方并非仲景方；首 14 方中有一半也不是仲景方。所以，片面强调经典甚至将之神圣化，无异于无视中医不断进步的客观事实，到头来只是固步自封。

历代研究《伤寒》，均以＜桂枝汤＞为伤寒第一方，但在《皕一》中，＜桂

排名	方名	出处	中医	西医	合计	排名	方名	出处	中医	西医	合计
1	补中益气汤	内外伤辨惑论	164	19	183	20	当归四逆汤	仲景方	31	7	38
2	六君子汤	医学正传	104	10	114	21	真武汤	仲景方	26	11	37
3	肾气丸(金匮肾气丸)	仲景方	93	15	108	22	白术汤(四君子汤)	圣济总录	36	1	37
4	小柴胡汤	仲景方	85	21	106	23	一贯煎	续名医类案	33	4	37
5	大承气汤	仲景方	89	7	96	24	防风通圣散	黄帝素问宣明论方	23	14	37
6	附子理中丸(附子理中汤)	仲景方	79	5	84	25	吴茱萸汤(茱萸汤)	仲景方	30	5	35
7	地黄丸(六味地黄丸)	小儿药证直诀	76	2	78	26	二陈汤	和济局方	33	1	34
8	桃核承气汤(桃仁承气汤)	仲景方	69	5	74	27	苓桂术甘汤	仲景方	20	14	34
9	五苓散	仲景方	56	17	73	28	半夏泻心汤	仲景方	19	15	34
10	十全散(十全大补汤)	传信适用方	67	3	70	29	白虎加人参汤	仲景方	32	1	33
11	归脾汤	正体类要	55	14	69	30	四逆汤	仲景方	25	7	32
12	四物汤	仙授理伤续断方	53	7	60	31	竹叶石膏汤	仲景方	28	4	32
13	加味逍遥散(丹栀逍遥散)	内科摘要	38	14	52	32	甘草泻心汤	仲景方	25	7	32
14	白虎汤	仲景方	46	4	50	33	血府逐瘀汤	医林改错	16	16	32
15	大柴胡汤	仲景方	32	18	50	34	泻心汤(三黄泻心汤)	仲景方	25	6	31
16	乌梅丸	仲景方	30	15	45	35	麻黄汤	仲景方	29	2	31
17	小青龙汤	仲景方	30	15	45	36	八珍散(八珍汤、八物汤)	医学正传	29	2	31
18	炙甘草汤(复脉汤)	仲景方	18	22	40	37	黄连阿胶汤	仲景方	18	13	31
19	理中丸(理中汤、人参汤)	仲景方	37	2	39						
	晋唐	宋金元		明清							

表 4.5 《皕一选方》按医案数筛选的 TOP37 方剂排行榜。

枝汤＞的医案少于 30，故未列上表；而与之密切相关的＜麻黄汤＞，也仅排在上表的第 35 位，原因何在？我们猜想，可能的原因有三：一是原来相关医案也许很多，但相似度亦大，故医案选入的数量不多；二是＜桂枝汤＞的衍生方特别多，分薄了＜桂枝汤＞的适应证的宽广度；也可能是这类医案已大幅减少，考虑到＜桂枝汤＞和＜麻黄汤＞主要用于感冒发热症状为主的表寒证初起，而本书医案主要来自近现代医家，反映现代人治感冒初起有许多其他选择，甚或不须看中医。

本研究以基于《皕一选方》这个排行榜为底本，再从几个来源加入约 10 来首方剂，并根据本研究的目标调整了一些排名，最后得出【证候探微】中方剂视角所列出的 114 方（关于【证候探微】，详见 6.2.2，全部 114 方剂排行榜，见附录 A.1）。下表比较核心部分 TOP40 和全部 114 方按《方剂学》分类统计。

【证候探微】 Top40方（核心）方类统计

排行	方类	方数	累计方数	占比	累计占比
1	补益	11	11	27.50%	27.50%
2	祛湿	6	17	15.00%	42.50%
3	解表	5	22	12.50%	55.00%
4	和解	3	25	7.50%	62.50%
5	清热	3	28	7.50%	70.00%
6	温里	3	31	7.50%	77.50%
7	祛痰	2	33	5.00%	82.50%
8	泻下	1	34	2.50%	85.00%
9	安神	1	35	2.50%	87.50%
10	理血	1	36	2.50%	90.00%

注：4方不在7版《方剂学》内；4方（10%）为附方

【证候探微】所有114方之方类统计

排行	方类	方数	累计方数	占比	累计占比
1	补益	16	16	14.04%	14.04%
2	清热	15	31	13.16%	27.19%
3	解表	10	41	8.77%	35.96%
4	祛湿	9	50	7.89%	43.86%
5	温里	7	57	6.14%	50.00%
6	和解	6	63	5.26%	55.26%
7	理气	6	69	5.26%	60.53%
8	治燥	5	74	4.39%	64.91%
9	固涩	4	78	3.51%	68.42%
10	安神	3	81	2.63%	71.05%
11	祛痰	3	84	2.63%	73.68%
12	泻下	2	86	1.75%	75.44%
13	开窍	2	88	1.75%	77.19%
14	理血	2	90	1.75%	78.95%
15	治风	2	92	1.75%	80.70%
16	消食	1	93	0.88%	81.58%

注：21方不在7版《方剂学》内；14方（15%）为附方

表 4.6　【证候探微】核心和全部方剂按《方剂学》分类统计。

值得指出的是，上表右方统计数据的头 4 项依次是：补益、清热、解表、祛湿，与《方剂学》按方数排序的首 4 项（见表 4.4）完全一致，且合计占比也出奇地接近（《方剂学》是 44.75%）。上表中 TOP40 核心方与全部 114 方的首 6 个种类均一致，虽然其中的排名有少许差异。这些统计数据表明，【证候探微】所提供的 114 个方剂，不到《方剂学》所载 362 首的三分之一，却已涵盖超总方数 95% 的 16 类，可视为《方剂学》的浓缩精华。本研究进一步通过划分为核心、基本、常用 3 个级别，为读者提供了一个循序渐进掌握这些重点方剂的途径，从而达到提高效率之目标。

此外，与《方剂学》的排名（表 4.4）相比，表 4.6 排名变化最大的是“理血”类，从《方剂学》的第五排名跌到靠近底部，提示或有进一步调整的空间。

时代不断变迁，特别是到现代社会，技术进步和知识积累带来生活环境的改变，既让我们避免了许多损害古人健康的因素（最明显的是饮用水质量的提高），但同时许多在古代社会根本不存在的人造化合物，却会导致新的健康问题出现。

基于统计数据的方剂应用研究，应能从一个侧面提供社会群体健康变化的动态信息，值得建立完善。

4.2.3.3 国人都应该知晓的5个中医名方

中医药得到重视，应是中华民族复兴的题中之义；而如果中华民族复兴，国人的中医药知识却不见提高，似乎很难说得过去。我们建议，不妨选取下面 5 个中医名方，制定普及方案措施，使它们成为国人皆知的中医名方，以作为衡量普及中医知识成效的、具可操作性的硬指标。作为候选名单，下面列出 5 个中医名方和它们所针对的主证，关于它们的进一步介绍，可参看注释和【证候探微】里的相关证名。

- 【宋】<六君子汤>（由<四君子汤>和<二陈汤>合成）：气虚证、湿痰证[9, 10]。
- 【唐】<四物汤>：血虚证[11]。
- 【金】<补中益气汤>：脾气下陷证[12]。
- 【宋】<藿香正气散>：脾胃寒湿证[13]。
- 【宋】<逍遥散>：气滞证、肝气郁结证[14]。

这几个方子大都有近千年的历史（<四物汤>甚至超过千年），现在都有成药可买。<六君子汤>和<四物汤>分别是补气和补血的名方；<藿香正气散>对肠胃感冒特别有效，也是推荐治新冠病毒的 3 个中成药之一。旅游几乎是现代人生活的一部分，旅游中的餐饮等各种因素常致呕吐腹泻等症状的发生，轻则不便，重则可毁掉整个行程。这时如有此药可立服，吐泻几乎都可立止，神效非常。其他两方<补中益气汤>和<逍遥散>，值得特别介绍。

补中益气汤

此方为金代名医李东垣创制，在上一章 3.1 的病因学说简述中已经提及，并指出在以《皕一选方》所附医案数排名中稳居榜首（见上一小节中的表 4.5），被我们誉为“古往今来天下第一方”。在近200个应用＜补中益气汤＞的医案中，其中一个治角膜溃疡的医案，主治老中医轻轻一句话寥寥数语，不仅把此方的精粹突出，亦把中医的辨治思维在实战中的应用讲完，犹如画龙点睛，十分精彩，值得与读者分享：

角膜溃疡（王汝顺医案）

20余年前，有工人张某携女求诊，于偶然间发现其女左眼珠上有一芝麻大小之凹陷，不知何病。观之，乃角膜溃疡，然素无经验，以此见辞，又碍于面子，乃勉力开出一清热解毒方，杂以眼科套药菊花、蒙花之类，服数剂，无寸效。

其人另延眼科王汝顺先生诊治，王为处补中益气汤10剂。其时我年轻气盛，想溃疡乃炎症所致，安可用补？颇不以为然。不意服完10剂药后，溃疡竟愈。乃俯首心折求教于王。王说：“溃疡云云，我所不知，我但知‘陷者升之’四字而已。”老先生已于数年前作古，然此情此语，犹常常忆及之。（《读书析疑与临证得失》）

此方所应对的气陷证，是气虚的进一步发展，指各种器官下垂症状。

逍遥散

此方源于北宋《和剂局方》，所针对的肝郁或气滞证，用现代语言讲，就是精神压力引发的生气、抑郁、焦虑等恶性情绪所导致的各种身病。“各种身病”主要一是睡眠欠佳、二是食欲减退或肠胃不适、三是某些皮肤病，对高血压较敏感者或会感到头痛。

中医很早就看出身心互相影响。现代人所谓的精神压力的根源，无非来自名利金钱、工作学习、感情、家庭、健康等方面，这些问题古人当然也一样碰到，所产生的恶性情绪处理不好，就会影响身体健康。所以，尤其是睡眠、脾胃、皮肤病（妇女还会有月经不调）等表面上的身病，根子其实都是在“心”，心情的心。＜逍遥散＞对舒缓所有心病引起的各种身病都有奇效，值得推荐。

从组方看，＜逍遥散＞本质上是个气血双补之方，这也是一个很有意思的启示，表明心情和气血本质上也是互为因果的。气血在人的一生中，从儿童到青少年这段期间，生机处在上升期，只要成长的环境不是太坏，气血一般不会太差，而心智相对也是处在发育期间，所以精神压力一般也不是问题。心情影响身体健康，主要发生在成年以后；但在成年的各阶段，引起心病的因素则多会随着年纪增加而变化。另一方面，俗语说，“人逢喜事精神爽”，心情好的人是不会有气血差的感觉的。所以，注意身体健康的成年人，一定要注意保持良好的心态。

常言道，“心病还须心药医”。既然身药治不了心病，那有什么“心药”可用呢？

据我们多年来的观察，心药基本上可分 3 大类：宗教、养宠物、培养某种专业爱好（包括各类运动艺术）等。尽管形式各异，它们其实都是设法给人们的负能量一个宣泄的渠道；如果甚至能将负能量转正，不啻是“把坏事变成好事”，当然更好。

4.2.4 药物

大学教材《中药学》的总论，也详述了中药的发展历程和由此积累起来的经验知识，特别是关于药物配伍的一些禁忌如“十八反”“十九畏”等，但正如总论指出，这些禁忌经验里，相当一部分已被证明不确[16]。而且就诊治观来说，辨证建立在证这从中医治病经验而来的病理模型之上，辨出证就有对应的参考方，而本研究提供的作为这些参考方的重点，都是从不同来源、历代著名医家验证过的经验方筛选而来，本身已足够安全可靠。即使是在这些方剂之上增加药物，一来我们提供的重点药物均是从前面的方剂抽取出来（见 4.2.4.4），二来【中药探微】（详见 6.2.3）进一步提供关于具体药物的信息，里面均有关于使用该药的禁忌，故我们在这一节里，只扼要介绍关于药性和用量的常识。

4.2.4.1　基本常识

4.2.4.1.1　药性与归经

中药文献讲述药物的属性主要有 3 个：气、味和归经。传统上，气和味称为四气五味，分别来自阴阳五行的“形而下”。四气指寒凉温热，实际上还有介于四者之间的平。现代中药学教材再细分为大寒、寒、微寒、凉、平、微温、温、热、大热等 9 个等级。五味指苦、甘、辛、咸、酸，但中药学教材增加了涩和淡。归经则意指主要作用于手足三阴三阳所对应的脏腑。在上述 3 个属性中，每个药物只能有一个气，但味和归经却可同时多于 1 个。

气和味之间是否存在某种对应规律？我们利用 7 版《中药学》教材所载的 474 个药物之气和味进行数据分析，得出下面的统计报表：

药性之五味分布

	大寒	寒	微寒	凉	平	微温	温	热	大热	总数
苦	1	70	32	14	30	12	41	2	0	202
微苦	0	3	5	2	6	0	10	0	0	26
甘	1	35	25	22	57	11	42	0	2	191+4
辛	2	17	15	7	26	16	86	11	3	179+4
咸	0	19	5	1	10	2	9	1	0	47
涩	0	9	2	6	18	3	3	0	0	40+1
酸	0	6	3	0	10	4	7	0	0	28+2
淡	0	4	3	1	4	0	0	0	0	12
小计	2	117	56	30	99	27	128	12	3	474

注：总数栏'+'号后数字，表示对应的甘、辛、涩、酸等味有微字在前的数目

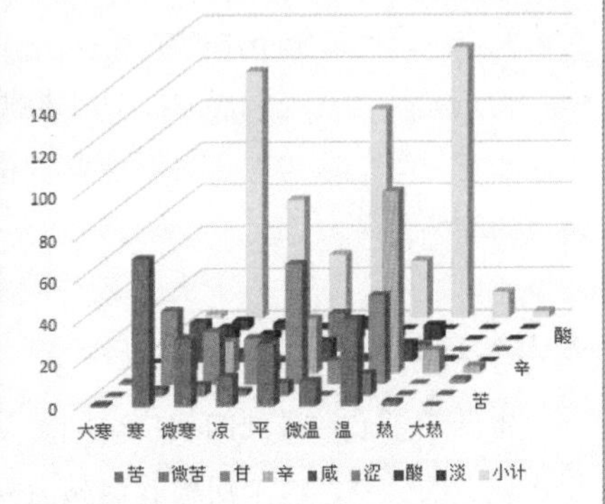

图 4.5　7 版《中药学》所载药物的气－味统计。

图 4.5 左方为 474 个药物的气味统计数据，右方则是把表中的数字化为柱状高低的 3 维图，让我们可以很轻易地从气（表之列、图之纵轴）或味（表之行、图之横轴）的角度去观察其构成比例。从这图表，我们可以得出 2 点结论：

- 从左表的总数栏可知，苦、甘、辛是中药药物 3 个主要的味；
- 辛味属温者略过半；苦味属寒者勉强过半；甘味属平者，即使把凉和微温算入也仍未过半，而属寒者（包括微寒）甚至多于平或微温者。

苦寒、辛温、甘平是常见对气味关系的粗略概括，但上述数据表明，味和气之间不存在严格或可靠的对应关系，因此不能成为用药的依据。古人重视药味的原因，看来主要是作为辨识药物的一种验证手段。因此，我们在讨论中药属性时，明确把传统所称之味排除在药性之外。

五味之说，明显是从五行哲理的“形而下”而来。《内经》里确实有大量关于五味与五脏相关的论述，但这些论述，与许多其他五行的“形而下”论述一样，只论及五味与五脏间的配对而已，实际上并未触及五行学说中的“生克”关系。

归经主要是标示药物作用于哪一个或哪几个脏腑，对全身层次的气血津液并无论及，可说是美中不足的地方。

无论是药性还是归经，古籍所根据的，乃是前人的论述或著者的判断，其中不乏矛盾之处，这与现代科学的要求相去甚远，是中医现代化中的基础研究亟待解决的问题之一。

4.2.4.1.2 用量

中药用量最常碰到的第一个问题是：古籍所载方剂中，药物的用量应如何转换成现在的公制？这个问题看似颇为复杂，因为各个朝代的基本重量单位虽然都叫斤两，但它们的实际重量并不一样。上世纪有 2 个研究，对各个朝代的 1 两相当于现代多少克的问题，就分别给出下表的 2 套数值：

表 4.7 显示，除隋唐的数值差异较大外，其他朝代，尤其是到明清，2 个研究结果的估算相差不算大。

重量单位转换问题，实际影响没有看上去那么大。其中一个原因是，从民国到现代，重量单位经历几次源于法令的改变，对使用重量单位的习惯有决定性的影响：

朝代	来源1（1960）		来源2（1992）
	市两	克(g)	克(g)
东汉	0.4455	13.92	13.8
隋唐	1.0075	31.48	41.3
宋金元	1.1936	37.30	39.6
明清	1.194	37.31	36.9

来源1：南京药学院编《药剂学》
来源2：丘光明编《历代度量衡简表》

表 4.7　上世纪对一两等于多少克的 2 个研究结果。

- 1915 年，北洋政府下令一斤（仍为 16 两）为 500 克；
- 1930 年，民国政府保留 1 斤 16 两制，但同时明定 1 两等于 31.25 克；
- 1959 年，国务院颁令改 1 斤为 10 两（即 1 两 =50 克）。

为解决因 1 斤转为 10 进制所引起的混乱，国务院其后出台法规，规定自 1979 年起，全国中医处方用药计量单位的国家标准为克；同时定出 1“市两”= 31.25 克[15]。

单位转换并不是大问题的最主要原因是，与《中国药典》对具体方剂用药量的严格规定，主要是作为市场化生产的规范不同，一般医师在开方时几乎毫无例外都是个体化治疗，因而所给出的药物用量，首先受到病家体质状况的制约，加上方中各药间之重量比例、医家的经验偏好、药物质量、乃至经济上的考虑等多种因素影响，古方所载的量，从来就只是个基于经验的参考值，而非受规范的标准值。

因此，相对来说，比较有用的还是《中药学》里提到的关于用量的一些经验法则：

- 常用量一般 5 ～ 10 克，较大者 15 ～ 30 克，新鲜者 30 ～ 60 克；
- 质轻者（如藏红花）用量宜少，质重者如矿物（譬如石膏）宜大；
- 性平者量大些无妨，峻猛者量宜小；
- 5 岁以上儿童减半，5 岁以下小儿再减半；
- 如果病家是妇女而处于妊娠期，用药当慎重。

1.2.1.2 从方药数据看历代用药演变

《皕一选方》选出的重点方剂分为 4 个时期，为研究历代用药的变迁提供了便利。本研究以这些方子所用药物的次数为指标，对各时期的药物进行排行比较。因晋唐方剂数量较少不参与比较。另外，《皕一》只从《伤寒》《金匮》中选了 182 方，本研究增加了初未选入的其他 73 方。图 4.6 排行结果分成两个表进行比较。

A. G1 vs. G3

方剂数
药物数
出现次数

排行	G1(258/159)	G3(196/237)
1	甘草 (120)	甘草 (103)
2	生姜 (102)	人参 (61)
3	桂枝 (77)	当归 (51)
4	**大枣 (60)**	茯苓 (47)
5	白芍 (53)	**陈皮 (39)**
6	半夏 (39)	白术 (39)
7	人参 (36)	川芎 (33)
8	附子 (34)	白芍 (30)
9	大黄 (31)	生地 (28)
10	茯苓 (31)	黄芩 (28)
11	白术 (30)	防风 (26)
12	麻黄 (29)	黄芪 (25)
13	黄芩 (25)	半夏 (24)
14	**杏仁 (19)**	大黄 (22)
15	石膏 (18)	柴胡 (22)
16	枳实 (18)	**熟地 (21)**
17	当归 (15)	黄连 (21)
18	厚朴 (15)	肉桂 (19)
19	黄连 (14)	**羌活 (19)**
20	细辛 (12)	泽泻 (19)
21	芒硝 (11)	**苍术 (18)**
22	栀子 (11)	**升麻 (18)**
23	**牡蛎 (11)**	黄柏 (18)
24	**阿胶 (10)**	**木香 (17)**
25	**瓜蒌 (9)**	厚朴 (16)
26	川芎 (9)	生姜 (13)
27	柴胡 (9)	桔梗 (12)
28	**龙骨 (8)**	麦冬 (12)
29	泽泻 (8)	栀子 (12)
30	**桃仁 (8)**	五味子 (12)

B. G3 vs. G4

排行	G3(196/237)	G4(169/269)
1	甘草 (103)	甘草 (92)
2	人参 (61)	当归 (55)
3	当归 (51)	茯苓 (39)
4	茯苓 (47)	白芍 (37)
5	陈皮 (39)	川芎 (33)
6	白术 (39)	人参 (32)
7	川芎 (33)	陈皮 (31)
8	白芍 (30)	生地 (29)
9	生地 (28)	白术 (28)
10	黄芩 (28)	熟地 (27)
11	防风 (26)	桔梗 (25)
12	黄芪 (25)	黄芩 (24)
13	半夏 (24)	半夏 (22)
14	**大黄 (22)**	麦冬 (22)
15	柴胡 (22)	生姜 (21)
16	熟地 (21)	防风 (19)
17	黄连 (21)	山药 (19)
18	肉桂 (19)	**连翘 (19)**
19	羌活 (19)	桂枝 (18)
20	泽泻 (19)	柴胡 (18)
21	苍术 (18)	**玄参 (15)**
22	**升麻 (18)**	丹皮 (15)
23	**黄柏 (18)**	知母 (15)
24	木香 (17)	苍术 (14)
25	厚朴 (16)	厚朴 (14)
26	生姜 (13)	栀子 (14)
27	桔梗 (12)	枳壳 (14)
28	麦冬 (12)	白芷 (13)
29	栀子 (12)	黄连 (13)
30	五味子 (12)	香附 (12)

G1: 仲景方 (东汉)[*]
G3: 宋金元方
G4: 明清方
[*] 《皕一选方》只收182方

背景颜色对应排名级别
- 1-10
- 11-20
- 21-30
- 31-40
- 41-50
- > 50

图 4.6 药物排行比较：仲景 vs. 宋金元 vs. 明清。

此图看上去有些复杂吓人，主要是想用背景颜色来显示 2 个时期之间首 30 个药物的排名变化。（B）较为简单，先用它来解释一下表中各药的背景色是如何决定的：B 表除排行外的，2 列分别是宋金元（G3）和明清（G4）2 个时期的药物，按出现次数（括号中数字）排行。先看左行（即 G3）的药物，逐一看它在 G4 的排名，按最左方的与排名所对应的颜色作为背景色。譬如首 10 药中前 9 都在 G4 的首 10 药中，故背景色为黄。G3 排第 10 的黄芩，在 G4 中排第 12，因此背景色是浅蓝。余类推。所有 G3 药物背景色决定后，用同样的方法（即根据其在另一列的排名）给 G4 的药物背景“上色”。

故如果单看图 4.6，可知大黄、升麻和黄柏 3 药在宋金元时期（G3）的排名分别是 14，22 和 23，但到明清时期（G4），这 3 药的排名均掉到 50 以外，故按底色规则为无色（白）。我们把上图 2 个表比较 2 个时期的用药变化，只分 TOP10 和 TOP11 ～ 30 两个大类整理成下表。

仲景方与宋金元和明清时期Top30用药变化

	仲景 → 宋金元	宋金元 → 明清
Top10	仲景：6个跌出Top10； 其中生姜、附子跌出Top30	首9个没变； 第10个排名变化没超10
	宋金元：6个进入Top10； 其中陈皮、生地在Top30外	
Top11~30	仲景：麻黄、石膏、枳实、细辛、芒硝跌出30外； 杏仁、牡蛎、阿胶、瓜蒌、龙骨、桃仁跌出50外	宋金元：黄芪、羌活、泽泻木香、五味子跌出30外； 大黄、升麻、黄柏跌出50外；
	宋金元：熟地、羌活、苍术升麻、木香从50外进入； 防风、黄芪、黄柏、桔梗、麦冬、五味子从30外进入	明清：连翘、玄参从50外进入； 山药、丹皮、知母、枳壳、白芷、香附从30外进入

表 4.8　从仲景到宋金元到明清的 TOP30 的用药变化。

从前面的图、表不难看出，与仲景方相比，宋金元时期用药重点发生颇为剧烈的变动；而到明清时期，尤其是首 10 药为代表的重点药物基本上已稳定下来。再细看 3 个时期的 TOP10 药物，甘草、人参、茯苓、白术 4 药基本都上榜（仲景方中白术虽然排名第十一，但与排名第九的大黄出现次数只差 1 次）；而这 4 药恰是用以补气的＜四君子汤＞所用药物。再看用于补血的＜四物汤＞之当归，在这 3 个时期的 TOP10 皆已现身，但到宋金元，一个明显的变动是，＜四物汤＞的其他 3 个补血活血药（熟地、白芍、川芎）加入 TOP10 成为重点药物，反映专用于补血的＜四物汤＞在唐代形成后，金元医家纳入 TOP10 药物，温补派气血双补成为中医主流，而且历经明清保持不变。

4.2.4.3 药物与方剂功能分类之比较

从“顶层设计”的角度看，合乎逻辑的中医理法方药之知识结构，应该以证名为核心，方和药应该有相同的功能分类，为辨证之后的治则提供便利。下表从分类名称和下属小类数 2 个方面，比较 7 版《方剂学》（19 大类和 57 小类）和《中药学》（21 大类和 47 小类）的功能分类【按：章之下无小类者当作 1 小类计算】

比较结果	章数	累计	《方剂学》或（《中药学》）功能类名
1 类名相同			
1.0 小类数为0	2	2	驱虫，涌吐
1.1 小类数同，小类名近似	2	4	清热，安神
1.2 小类数不同	6	10	解表，泻下，温里，开窍，理气，消食
2 类名接近			
2.0 小类数同、名接近	1	11	治风(平肝息风)
2.1 小类数不同	3	14	补益(补虚)，固涩(收涩)，祛痰(化痰止咳平喘)
3 大类对应超过2+类	2	16	理血->(止血+活血)，祛湿->(化湿+利水化湿+祛风湿)
4《方剂学》独有	3	19	和解，祛暑，治燥
5《中药学》独有	2		(攻毒杀虫止痒，拔毒化腐生肌)

表 4.9 方剂与药物功能分类比较。

上表将《方剂学》和《中药学》两书的功能分类比较结果分成5大类，两书大类名字相同或近似的共14个，约占方剂功能分类数的3/4，似能说明方剂和药物有一个共同的功能分类是完全可行的，却不会是自然生成的。

功能分类中另一个值得关注的细节是它们之间的排序。合乎逻辑的原则是：常用或相对重要的放前面，反之则放后面。什么是相对重要？方剂或药物的数量应该是其中一个判别准则，有来自临床实践的数据分析当然更好。在4.2.2和4.2.3这两个小节里，从几个不同视角的排行结果均显示，补益或补虚类都是排在首位（见表4.4、表4.6，图4.6，和下一节的表4.10），这对本书所强调的以虚为辨证重点和扶正重于祛邪的理念，无疑都是有力的数据支撑。检视两书的功能排序，补益类方剂排在第7位，补虚药物更是排在21类药物中的倒数第5位。

我们主张，知识结构和整体功能理念的密切配合，应该是顶层设计的原则之一，由此看来，作为治法应用的体现，方药的功能分类仍有很大的改进空间。

4.2.4.4 确立重点药物意义重大

与《方剂学》相似，《中药学》只提供了一个分成21大类、47种共474个药物的名单，却没有指出重点所在。我们运用类似找方剂重点的办法，通过对一批方剂中的药物使用次数数量的统计分析，以决定该批药物的重点所在。作为药物排行的输入，除了《中药学》的474个外，从【证候探微】和【医案探微】的研究产生了另外2个从重点方剂而来的输入：一个是从《皕一选方》所有的方剂所用的药物进行排名，然后选出首141个（TOP141），另一个是从【医案探微】里的方剂所用药物98个进行排名（赵98），表4.10比较这3个排名榜的首10个功效分类的药物数目：

排行	赵98				TOP141				7版中药学			
	功效	药数	累计	累计占比	功效	药数	累计	累计占比	功效	药数	累计	累计占比
1	补虚	21	21	21.43%	补虚	28	28	19.86%	清热	74	74	15.61%
2	清热	13	34	34.69%	清热	17	45	31.91%	补虚	63	137	28.90%
3	**解表**	13	47	47.96%	**活血化瘀**	16	61	43.26%	化痰止咳平喘	40	177	37.34%
4	**活血化瘀**	11	58	59.18%	**解表**	15	76	53.90%	祛风湿	34	211	44.51%
5	**利水渗湿**	6	64	65.31%	**化痰止咳平喘**	9	85	60.28%	活血化瘀	33	244	51.48%
6	**理气**	6	70	71.43%	**利水渗湿**	7	92	65.25%	利水渗湿	31	275	58.02%
7	**化痰止咳平喘**	4	74	75.51%	**理气**	7	99	70.21%	解表	29	304	64.14%
8	安神	4	78	79.59%	祛风湿	7	106	75.18%	理气	23	327	68.99%
9	温里	3	81	82.65%	平肝息风	6	112	79.43%	止血	23	350	73.84%
10	收涩	3	84	85.71%	收涩	6	118	83.69%	收涩	22	372	78.48%

表 4.10　3 个药物排行榜的首 10 个功效类别的统计比较。

先比较上表的【赵 98】和【TOP141】：两者首 7 个功效分类完全一致（以粗体字显示），虽然次序稍有差异；另外，【赵 98】用药较少，就能涵盖更多功效种类 — 即如【TOP141】的红线所示，首 7 项累计已超【赵 98】全部药物数。再看【7 版《中药学》】（按功效分类的药数）以降序排名，首 8 项和【TOP141】一致，只是有些排名变动颇大；但因没有重点，仅头 2 类功效的药物数目已超过【赵 98】的全部。

关于药物的筛选过程，详见 5.2.4；141 个重点药物排行榜，见附录 A.2。

找出重点方剂药物不仅是学习排序和提高效率的前提，而且有很重要的现实意义：因为中医扎根于民间，长期形成个体经营的特点，列出关键的重点中药材，必有助于减轻民间中医的经营管理负担；特别是随着外国人到中国学习中医增多，学成后回到原来国家兴办个体中医，如果有一个短小精干、能有效应对日常需要的药材储备列单，必能帮助他们的经营迅速进入状态，从而在地生根，价值无可估量。

参考文献

[1]“杨则民论脉诊”，赵洪钧，2006.01。(【中医新论参考文库】Ref 4.1)

[2] “金匮脉象研究”，肃铁，2010.06。（【中医新论参考文库】Ref 4.2）

[3] 赵洪钧，《中西医结合二十讲》（修订版），学苑出版社，2019.10，231 页

[4] 王琦，《中医体质学》，人民卫生出版社，2009.04，172-175 页。

[5] “王琦体质划分实现因人制宜治未病”，冯磊，中国中医药报，2009.04。

[6] 赵洪钧，《中西医结合二十讲》（修订版），学苑出版社，2019.10，369-387 页。

[7] 邓中甲，《方剂学》（第七版），中国中医药出版社，2003.01。

[8] 陶御风、史欣德，《皕一选方治验实录》，人民卫生出版社，2011.01。

[9] 赵洪钧，《赵洪钧医学真传（续）方药指迷》，学苑出版社，2019.10，82-86 页。

[10] 赵洪钧，《赵洪钧医学真传（续）方药指迷》，学苑出版社，2019.10，350-360 页。

[11] 赵洪钧，《赵洪钧医学真传（续）方药指迷》，学苑出版社，2019.10，107-110 页。

[12] 赵洪钧，《赵洪钧医学真传（续）方药指迷》，学苑出版社，2019.10，86-107 页。

[13] 赵洪钧，《赵洪钧医学真传（续）方药指迷》，学苑出版社，2019.10，378-381 页。

[14] 赵洪钧，《赵洪钧医学真传（续）方药指迷》，学苑出版社，2019.10，124-127 页。

[15] “为何现在一斤等于 500 克”，古今历史拾遗，2020.01。（【中医新论参考文库】Ref 4.15）

[16] 高学敏，《中药学》（第七版），中国中医药出版社，2002.09。

下篇　工具

第五章

【自助中医】工程概述

【自助中医】这一研发项目，用传统思维表述，可说是由道（理论）－器（工具）两部分组成。上篇主讲道－即中华医道的内涵，及关于知识结构和论道方式的改革。下篇则主讲器－即通过现代信息工程创制行道悟道的工具。本章聚焦于工具设计，内容包括资料的来源、整合及筛选过程，网页工具的一些关键构思和开发，以及涉及网页制作的一些技术细节等方面。

5.1　愿景、目标、指导原则与路线图

本书第一作者，于 2007 年左右开始自学中医之时，已从事与医疗专业完全无关的芯片和微电子专业近 30 年，初学中医时，有时甚至觉得比自己从事多年的高科技专业还难。从笔者自学中医的经历分析，绝大部分的难是因为传统中医知识结构松散，理论架构落后时代，加上受传统书本载体的制约，要求学生有超强的记忆力，导致学习效率低下。而从高科技行业如电脑、手机等的发展经验看，理论可以高深，但使用必须容易，否则市场无法做大，不能发挥规模经济效益，最终必然会带来发展停滞甚至生存危机。于是渐渐萌生引入现代信息技术，开发一些工具提升中医学习效率的念头。经过不断摸索，【自助中医】研发的愿景、方向、目标、原则、路向等都逐渐清晰明确起来，总结如下：

· **愿景**：使中医药易用、易学。

· **方向**：增强中医理论体系的内在逻辑强韧度；以现代信息技术推动中医药现代化。

· **目标**：改革中医知识框架结构，研发网页工具提高学习效率。

· **原则**：坚持理性专业，与现代常识保持一致，用事实、数据和逻辑说理；应用 80/20 法则从可靠的中医知识中提取精华。

· **路向**：

– 整合近半世纪两大中医研究成果，按现代医学框架重构和阐释中医知识体系；

– 数据分析结果为依据，找出中医药各知域重点，为工具开发奠基；

– 突破传统纸本载体，让用户轻易获得多视角多层次的跨知域知识。

· 路线图:

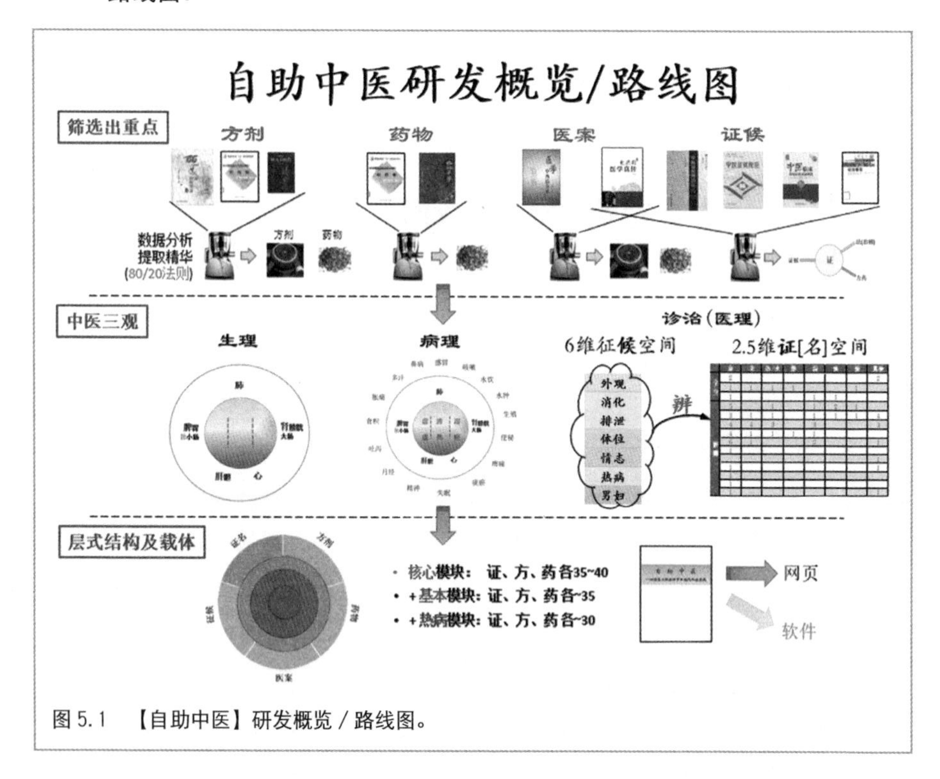

图 5.1 【自助中医】研发概览 / 路线图。

工程部分从 2012 年开始，到网站于 2018 年中上线，前后长达 6 年；而理论框架部分（即上篇所阐述的中医三观），实际开始更早。路线图所展示的资料整合、理论框架重构和网页工具开发三者，在工程 6 年期间基本上是同步进行。而随着学习深入了解更多，此路线图亦经历无数次大大小小的修改，故这里表达的，更多是最后结果，而非三者间存在上一个阶段完成、下一个阶段开始的关系。

5.2 整合筛选纪要

整合含义有二，一是指将性质相同但有多于一个来源的材料信息合而为一，如证、方、药各知域内的整合；二是把不同知域的信息材料放在一起时，努力把它们之间的“不咬弦”最小化，或关联性最大化，能达到 1+1 大于 2 的效果当然最理想。筛选则指从大于目标数目的材料中按照某些准则选出符合目标数的材料，而排行榜的办法可说是最直截了当的 80/20 法则的应用；在本研究中，筛选正是通过对证、方、药等的数据分析建立排行榜来实现的。在这一节里，我们先分述证、方、药各自的整合筛选过程，最后对所生成的核心－基本－常用 3 级同心圆结构的效用作出评估。

5.2.1 两大中医药研究成果简介

本研究在文献回顾阶段即将中医药知识分成 5 知域：证名、征候、方剂、药物、医案。除药物的资料来源主要来自教科书和《中国药典》外，其他 4 知域的材料主要来自两项国家资助的研究成果：一是上海中医药大学研究团队的历代方剂研究，二是卫生部上世纪 80 年代主导的“证候规范会议”。下面是关于这两项研究的简介。

· **《皕一选方治验实录》**（2011.01）[1]（简称《皕一》）

由上海中医药大学的陶御风、史欣德教授领军，40+ 人的研究团队历时 6 年完成，参考历代名家医书约 400 本，跨度从东汉至清末近 2000 年。此研究从超过 10 万首方剂中选出 581 首，分为仲景方、晋唐、宋金元和明清 4 个时期。每方除找出最早出处外，还把近、现代中西名医共计多达5200个医案按所用方剂编排录入。

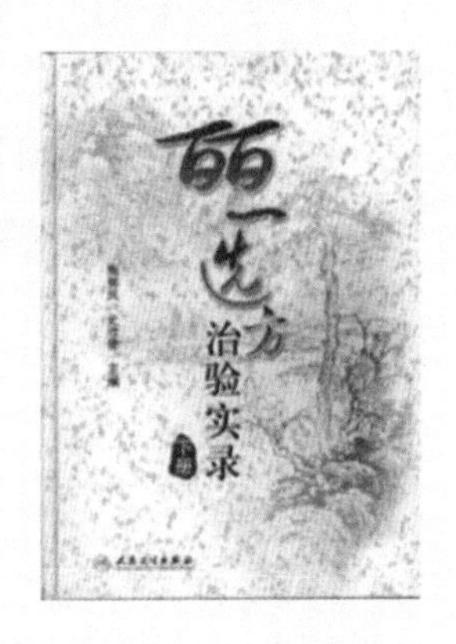

【证候探微】选取其中 114 方，约 200 个医家共约 600 个医案。附录 A.1 和 A.3 分别展示所选取的 114 方和按被引医案数排序的医家排行榜。

- 《中医证候辨治轨范》（修订版）（2011.12）[2]（简称《轨范》）

上世纪80年代卫生部牵头，以制定“体现出实用性、学术性、法规性三者的高度统一”的证候规范为目标，召集全国60多位名中医、大学研究团队负责人参与，于1984年和1986年举行2次会议，通过证候定义和先后两批证名共200个。研究成果曾于1987年内部印发，但没有作为正式规范由官方公布。

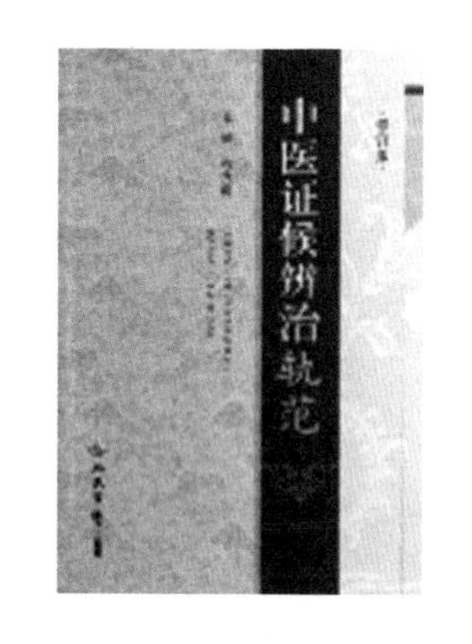

《轨范》一书曾于1989年出版，作为会前提交与会者参考的方案初稿。2011年12月出版的修订版，把第一次会议通过的79个证名规范内容，增补为下篇第一次公布。

【证候探微】对证候知识的整合还参考了《中医证候规范》（1990）[3]、《证治要览》（1999）[4]、《中医临床常见症状术语规范》（2015）[5]等书。

5.2.2 证名之整合与筛选

证名筛选是【自助中医】工程中最核心、也是时间花最多的部分，实际上经历了2个阶段。在文献回顾阶段，首先发现关于中医的病名证名，原来已有一个名为《中医临床诊疗术语》的国家标准（GB/T16751），于1997年公布实施。这个标准由3个文件组成，分别对病名、证名、治法下定义，但这3个文件相互间完全独立，既没有解释证名和治法的关系，特别是对“治法”，完全是抽象的定义，竟然没有一字提供方剂药物的信息。下图分别展示证和法两个国标中的一些具体例子。

《中医临床诊疗术语》之证名 (GB/T 16751.2) : 812定义，164同义词，1368证名

14 经脉筋骨证类

14.1 风中经络证
风邪侵袭经络筋脉，以肌肤麻木、瘙痒，或突起口眼㖞斜等为常见症的证候。
同义词：风邪袭络证

14.1.1 风痰入[阻]络证
肝风挟痰阻闭经络，以肢体麻木不仁，甚或瘫痪不遂，或肌肤麻木瘙痒，眩晕，口角流涎，苔腻等为常见症的证候。

《中医临床诊疗术语》之治法 (GB/T 16751.3) : 30类，1051治则

4 解表法

4.1 辛温解表[发汗]
用味辛性温的方药，以发散风寒，适用于风寒束表证的治疗方法。
同义词：发表散寒

4.1.1 发汗解表
通过发汗以解除表邪，适用于邪袭卫表证的治疗方法。

4.1.2 疏风散寒
运用辛温发散的方药，以祛风散寒，适用于风寒表证的治疗方法。

图 5.2 《中医临床诊疗术语》证与治法定义举例。

编写这套国家标准的湖南中医药大学的朱文锋团队，2 年后出版了《国家标准中医临床诊疗术语 — 证治要览》[4]（简称《要览》）一书，把证名和治法对应起来（见图 5.3）。此书共列出 767 证名，603 治法，455 参考方剂。另有 80 编号为‘*’的非标准治法。

三、虚实夹杂证类

编号	证名	编号	治法	参考方
5.1	气虚夹实证	14.1.9	补气祛邪	
5.1.1	气虚发热证	14.1.5	益气退热	补中益气汤
5.1.2	气虚痰结〔阻〕证	14.1.1	补气祛痰	六君子汤
5.1.3	气虚湿困〔阻〕证	14.1.8	补〔益〕气化〔祛〕湿	参苓白术散
5.1.4	气虚水停证	14.1.7	补气利水	春泽汤/防己黄芪汤
5.1.5	气虚寒凝证	*	补气温阳散寒	附子理中汤

图 5.3 《证治要览》内容举例。

仔细比对《要览》和《皕一》两书的方名后发现，同时出现于两书的方剂超过 220 首，这个数字仍是计划选取方剂目标数的 2 倍以上。因此，合理地筛选以这部分共有方为起点，从中选出约 100 个目标方剂。为此，《皕一》以医案数为准则排行出首 300 方，《要览》则按被用于证治之数分成 3 类，它们交集的 222 方分布如图 5.4 所示。

从图 5.4 统计分布中，两书交集的 222 方中，所有出现在《皕一》的 TOP100，以及 TOP101-TOP300，而在《要览》中被引用超 3 次或以上的方剂，合共 104 首。使用这 104 首方剂作为参考方的约 180 个证名，成了【中医探微】第一个候选证名清单。

就在准备对这个候选证名名单作进一步选拔时，笔者很偶然又十分幸运地在书店发现《轨范》一书，揭开了尘封 1/4 世纪中医界试图集体定义并规范证候的历史。在网上与网友交流的过程中，笔者亦被提示应把邓铁涛主编的《中医证候规范》[3]（以下简称《规范》或《规范》（邓版），之前提到的经会议通过的《规范》

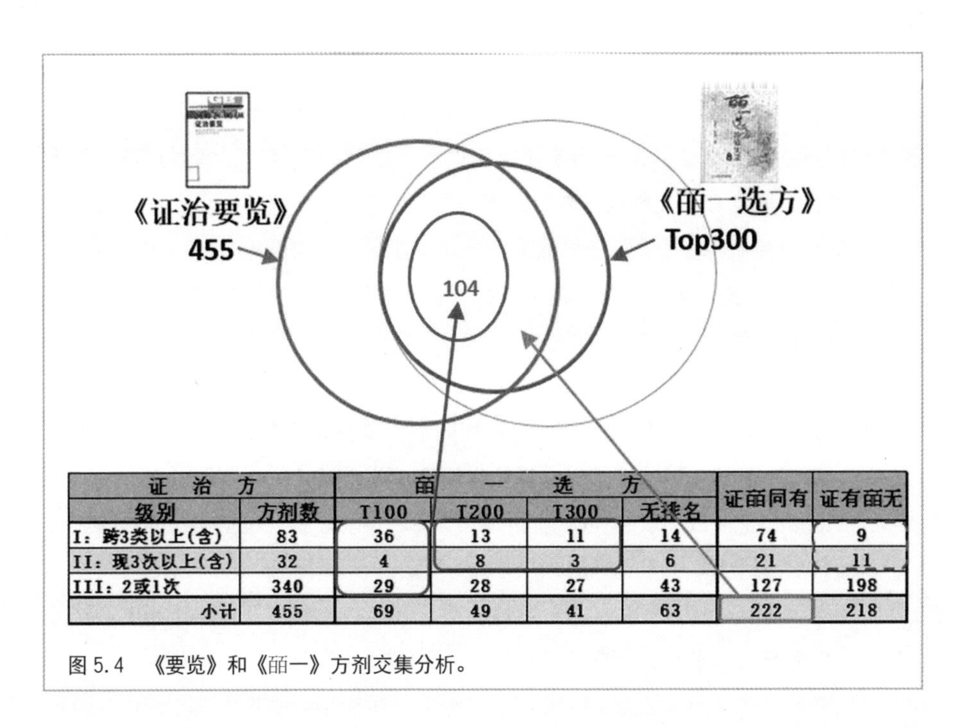

证治方		皕一选方				证皕同有	证有皕无
级别	方剂数	T100	T200	T300	无排名		
I：跨3类以上(含)	83	36	13	11	14	74	9
II：现3次以上(含)	32	4	8	3	6	21	11
III：2或1次	340	29	28	27	43	127	198
小计	455	69	49	41	63	222	218

图 5.4　《要览》和《皕一》方剂交集分析。

则加注“（会议版）”以资区别，纳入一并整合。《轨范》修订版实际上有 2 个名单，上篇所载是会前准备供讨论的初步方案，下篇则是第一次会议通过的名单。惟下篇所列证名仅涉脏腑，分为 14 类，与《轨范》脏腑证名部分的分类一致，但证名总数从《轨范》的 81 个减至 79 个。第二次会议通过的证名没有列出。至此，证名的来源已经有 4 个：《要览》、《轨范》、《规范》（会议版）、《规范》（邓版）。

值得指出的是，《规范》（邓版）的内容应有相当一部分来自会议成果。邓在他主编的《规范》前言中提到，他们的研究团队参与了证候规范科研课题的编写，但“在某些问题上，尤其是证候规范编写模式，有不同的构想，……我们将自己议订的模式作为规矩，编写了常见证候的规范，并汇集成书，取名为《中医证候规范》。”

《轨范》载309个证名，分为全身、脏腑、温病、伤寒、专科5个大类。《规范》列178个证名，分为基础、脏腑、外感3大类。在每一个证名下的文字，两者主要的不同是《轨范》对所列各证均提供参考方剂和药物等，而《规范》没有这方面内容，但增加了文献依据内容，其中有参考方方名。

因这一重要资源的发现，证候研究进入第二阶段，转向以《轨范》，特别是《规范》所载证名为候选证名，与具体证名相关的征候内容主要采自《规范》，但补充以《轨范》的参考方剂。

第二阶段的筛选过程经由5个步骤完成：

1）首先辨识出《轨范》和《规范》相同的非外感证名48个，再在《规范》和《轨范》余下的证名中，按照本研究作为普及入门、主要针对非危重常见病的要求，选取约40个非外感证名和40个外感（包括伤寒和温病）证名，共约130个候选证名。

2）第二步以《轨范》和在第一阶段从整合《皕一》和《要览》所得的候选证名为据，对未有提供参考方剂的证名，皆配以至少一个参考方剂。

3）然后检视《皕一》首100方剂，在经上一步后仍未被选中的方剂中，设法找出对应证名，加入证名候选名单。此举目的是让已证明被广泛应用的方剂，不会在证名视角下消失。

4）对非外感的79个证名，以《皕一》的方剂排名决定证名的排序，为下一步将这部分证名拆分成核心、基本两级做准备。

5）对非外感证名的排名结果作最后审核和人工调整，分出核心和基本两级38个和41个；外感证名共33个则按六经病和温病分列。

下表总结最后进入【证候探微】之核心、基本、热病三个分类之证名。

核心证名（38）

全身/五脏	虚				寒	热
全身	气虚证	气滞证	阳虚证	血虚证	表寒虚证	血热证
心	心气虚证		心阳虚证	心血虚证	血寒证	心火亢盛证
肝、胆	心胆不宁证	肝气郁结证	心肾阳虚证	心脾两虚证	寒滞肝脉证	肝胆湿热证
脾、胃肠	脾气虚证	肝胃不和证		肝血虚证	寒凝胃脘证	脾胃湿热证
	脾气下陷证	食滞脾胃证	脾阳虚证		脾胃寒湿证	
肺	肺气虚证		肺阳虚证			
肾、膀胱	脾肺气虚证		肾阳虚证			
	肾气虚证		脾肾阳虚证		虚	痰
全身	肾气不固证	气逆证	肾不纳气证	气血两虚证	阴虚证	湿痰证

基本证名（41）

全身/五脏	寒	热	津液-燥/湿			痰	瘀
全身			血燥证	（阴虚证）	水饮证	（湿痰证）	血瘀证
心		肝阳上亢证	津液不足证	心阴虚证	水气凌心证	痰迷心窍证	心脉痹阻证
肝		肝火上炎证		心气阴两虚证		痰火扰心证	
脾、胃肠	小肠虚寒证	小肠实热证		肝阴虚证		胆郁痰扰证	肝血瘀滞证
	小肠气滞证	大肠结热证	胃火炽盛证	脾阴虚证	湿困脾胃证		
	大肠虚寒证	大肠湿热证	大肠津亏证	肺阴虚证		全身/五脏	风
肺	风寒犯肺证	热邪壅肺证	燥邪犯肺证	肺气阴两虚证	水寒射肺证	全身	血虚生风证
肾、膀胱	膀胱虚寒证	膀胱湿热证	肾精不足证	肾阴虚证	肾虚水泛证	心	肝阳化风证
				肝肾阴虚证	心肾不交证	肝	热极生风证

热病证名（33）

伤寒/太阳	伤寒/阳明少阳	伤寒/三阴	伤寒/兼证	温病	
(风寒表虚证)	阳明经证	太阴脾虚寒湿证	太阳少阳邪迫大肠证	风热袭肺卫证	热入营分证
风寒表实证	阳明腑实证	太阴寒湿郁结证	太阳中虚里急证	肺胃阴伤证	毒燔气营证
风寒表实兼水饮证	阳明湿热发黄证	少阴阳虚水泛证	太阳少阴两经感寒证	暑湿内蕴表寒证	热盛动血证
风寒表实兼内热证	少阳证	少阴阳虚阴盛证	少阳里虚热陷证	湿阻气分证	逆传心包证
风热壅肺证	少阳兼里实证	厥阴血虚寒郁证	热痞证	热扰胸膈证	少阴阴虚火旺证
膀胱蓄水证		厥阴热迫大肠证	寒热夹杂痞证	热入气分证	

表 5.1【中医探微】核心、基本、热病的 112 个证名。

【按：第一个热病证名（桂枝汤证），因其在中医史上的特殊地位，以“表寒虚”之证名置于核心模块的全身证名内，以便作为最早约 10 个证名之一，能让读者尽早接触之，故虽也在热病证名模块出现，并不算入此模块之证名数内。】

[illegible] 方剂之整合与筛选

方剂的来源以《皕一》为主，因为书中的每个方剂都附历代医家（以近现代为主）的医案作为验证，因此每个方剂所附的医案数，很自然地成为方剂筛选的根据。

除了《皕一》，候选方剂主要来源有 3：

1）本书第二作者在《方药指迷》[6] 中详解的 54 个方剂；

2）《轨范》和《要览》分别对所涵盖的证名给出参考方；

3）中医药大学教材《方剂学》（7 版）。

上述 3 个来源中，2）在证名整合中已经得到处理；3）对决定重点方剂用处不大。反而 1）只含 54 方剂，本意即是方剂重点所在，故到筛选后期，这 54 方如果排行较后或没有出现在候选名单内者，则直接补入最后的【证候探微】方剂排行榜中。经多次反复调整后，最后用于【证候探微】的方剂排行榜含 114 方，其中 99 方来自《皕一》。关于【证候探微】的界面设计和使用指南，请参看 6.2.2；全部 114 重点方剂的详细列表见附录 A.1。

5.2.4 药物之筛选

中药的“知识包”均来自 7 版《中药学》教材，故基本上不需要整合。

但筛选需要服务两个不同的目标：一是选出约 100 个重点药物，配合【探微】的 3 级结构；二是作为重点药材，可以在诊治中发挥一定的辅助作用，如作为选定参考方以后，提供应对副证的候选补充药物的线索或参考。

本研究在对本书第二作者医案的分析中，已整理出所用的药物 98 个，并已根据其使用次数排序，这成为目标一的第一个重点药单。我们再对《皕一》的 TOP300 方剂所用药物进行排序，选出排首的约 150 个药物，然后与基于赵案的重点药单整合成含 141 个药的第二个重点三级药单。

至于目标二的药物，我们以《皕一》全部方剂所用药物进行排序，选取能涵盖约 80% 方剂的药物 241 个。就目标二来说，这一组药物间的相对排名并不重要，重要的是提供一个平台让它们能扮演在药性、脏腑、功效等方面可资对比的参谋角色。为此，我们将它们知识包的链接分成 3 个视角，每个视角下再细分为若干细类：

- 药性视角：寒、平、热；
- 五脏视角：心、肝、脾、肺、肾；
- 功效视角：气、血、补阳 / 温里、滋阴 / 收敛、清热 / 泻下、发散 / 痰喘、祛风 / 肝风、安神开窍 / 其他。

以上 3 个视角均整合于【中药探微】，关于它的界面设计和使用指南，请参看 6.2.3。全部 141 个重点药物见附录 A.2。

5.2.5 证方药之三级整合：效用评估

前面 3 节介绍了证、方、药 3 知域各自的整合和筛选过程；本节讨论的是前面提到过的另一种整合：把它们这几个性质不同的知域关联起来的整合，以期产生 1+1 大于 2 的效果。这个整合的基本构想或顶层设计是：证、方、药 3 个知域各自先按相对重要性筛选出核心·基本·常用的 3 级结构，然后合起来就是一个同心圆的结构。

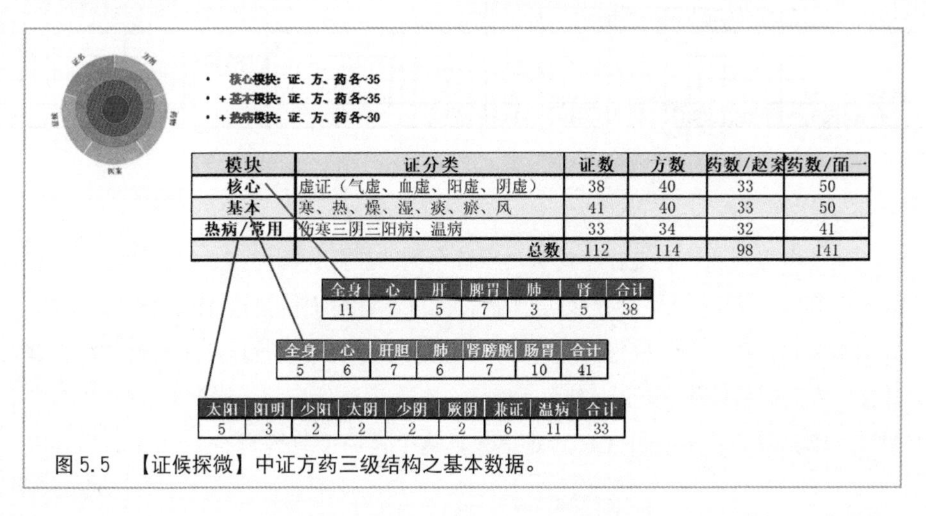

模块	证分类	证数	方数	药数/赵案	药数/亩一
核心	虚证（气虚、血虚、阳虚、阴虚）	38	40	33	50
基本	寒、热、燥、湿、痰、瘀、风	41	40	33	50
热病/常用	伤寒三阴三阳病、温病	33	34	32	41
	总数	112	114	98	141

全身	心	肝	脾胃	肺	肾	合计
11	7	5	7	3	5	38

全身	心	肝胆	肺	肾膀胱	肠胃	合计
5	6	7	6	7	10	41

太阳	阳明	少阳	太阴	少阴	厥阴	兼证	温病	合计
5	3	2	2	2	2	6	11	33

图 5.5 【证候探微】中证方药三级结构之基本数据。

如图 5.3 左上角所展示，最初构想的目标是这个 3 层同心圆结构每层约 35 个，合起来约 100 个。图中的数据是【中医探微】数据库在本书付印时的状况，即 112 证、114 方，141 药。证方药的总数离最初定的目标颇接近；而 3 个级别的数目也算平均。

上图的数据虽然可用于与最初定下的目标比较，但这种比较只能是形式上的，实际效果不可能从这些数字中看出来，因为任何人都可以轻而易举地找到这些数目的方剂药物来凑数。然而，如果它们之间没有关联性，则可能出现这样一种情况：一个数字上看上去很完美的结构，却可能在它们之间的关联性上一点效用都没有。

【证候探微】以证名为纲，每个证名除了征候定义外，同时提供方剂和医案供参考，从方剂中又可追踪到使用药物的数据。因此，通过追踪从证名开始的这个逻辑链条，可追踪到相关的方、案、药，从而得出按方药知域本身的分级结构而来的详细数据信息 — 下表即是据此思路挖掘整理出来的数据 — 可供我们对这个结构的效用作一个粗略的评估。

证名统计		方剂统计					医案统计			药物统计			
级别	#	总数	新	核心	基本	常用	医案数	占比	累计	新	首50	51-100	101-
核心	38	52	52	23	16	13	317	53.28%	53.28%	73	34	22	17
基本	41	56	45	11	17	17	189	31.76%	85.04%	23	4	8	11
热病	33	38	17	6	7	4	89	14.96%	100.00%	2	0	0	2
总数	112	146	114	40	40	34	595			98	38	30	30

表 5.2 证・方・案・药 3 级结构的关联数据。

上表中方剂和药物统计中均有一栏目名为“新”，其前提是假设读者从核心开始，然后到基本，最后到热病这个研读次序，在后面阶段会用到前面已学过的方剂和药物，在“新”栏里的这一数字，正是表示在之前阶段所未碰到过的。譬如比对方剂的总数和“新”2 列数字，核心阶段（38 个证名）碰到的 52 个方剂皆为新方剂，但到基本阶段（41 个证名），这个模块里共提到 56 个方剂，但其中

11个是在核心阶段已见过，故实际碰到的新方剂只有[illegible]个。

这个表的数据，一方面展示了这几个知域间内容的关联性，尤其是在证与方和案之间的密切关系；另一方面，亦提供了对中医3个阶段学习结果的预期，为时间上的安排提供了数据支撑。譬如说，核心模块证名数虽然比基本模块少，但其重要性在方剂药物数，尤其是医案数上都有所反映。因此，如果以熟悉全部【探微】数据库所提供的证方药案为目标，虽然预期的时间总量按这个结构可分成3段，但花在第一阶段的核心模块至少应该占全部时间的一半以上。

上表的数据显示，药物的关联性明显不及方剂和医案，这一方面是因为知域间的整合主要聚集于证与方；另一方面，药的筛选主要是根据《皕一》的方剂排名。无论如何，这个关联性差异只能说明目前的整合结果仍有改进的空间。

5.3 网页互动技术与【中医探微】界面设计

互联网技术及建于其上的各种应用，为人类社会各种与信息相关的活动效率之提升创造了无限的可能性。本研究的主旨之一，就是将信息技术，尤其是网页链接技术运用到中医药的学习应用中，特别是将知识框架结构的改革落实到【中医探微】和【易用中医】两个工具的制作上。在这一节里，我们先扼要介绍一下开发、维护这工具所需要具备的基本网页技术知识，然后再介绍如何运用这些技术制作出【中医探微】这工具。

5.3.1 网页互动技术背景

基于网页的互动建立在单个网页的传输上，而从其传输机制来说，每一次传输本质上都是相互独立的，这与一般用户与软件（譬如文书软件）间的互动有本质上的区别。这种基于单个网页传输的互动，某种意义上说，更多地只属表面的观感，而非如一般软件与用户间真实发生的互动。了解这种观感上的互动如何产生，我们先从通信模型说起，然后把这过程中几个关键技术所扮演的角色，以【中医探微】所用到的部分作为焦点介绍。

5.3.1.1 互联网的客户-伺服器通信模型

在互联网出现之前，2 个点之间的通信一要靠声音，二要靠实时连接的实体电路，也称模拟电路（analog circuit）。所以最初电脑之间通过这种实体模拟电路连接，先要将 2 个要建立通信的电脑端接入一个叫“modem”的盒子，把电脑里原来的数字信号转换成声音，再通过实体模拟电路传到另一端的电脑，另一端的电脑同样通过“modem”把接收到的声音再转换成数字供电脑使用。

互联网与之前以语音为主的通信网络最根本的不同是，其所传输的信息被拆分为数据包（packet），其实体网络也不需要实时连接，而是通过大量路由器（router）按照数据包的地址传送往目的地。这些被拆分的数据包到达目的地后，再由电脑把它们重新“组装”还原为原来的信息，如下图所示。

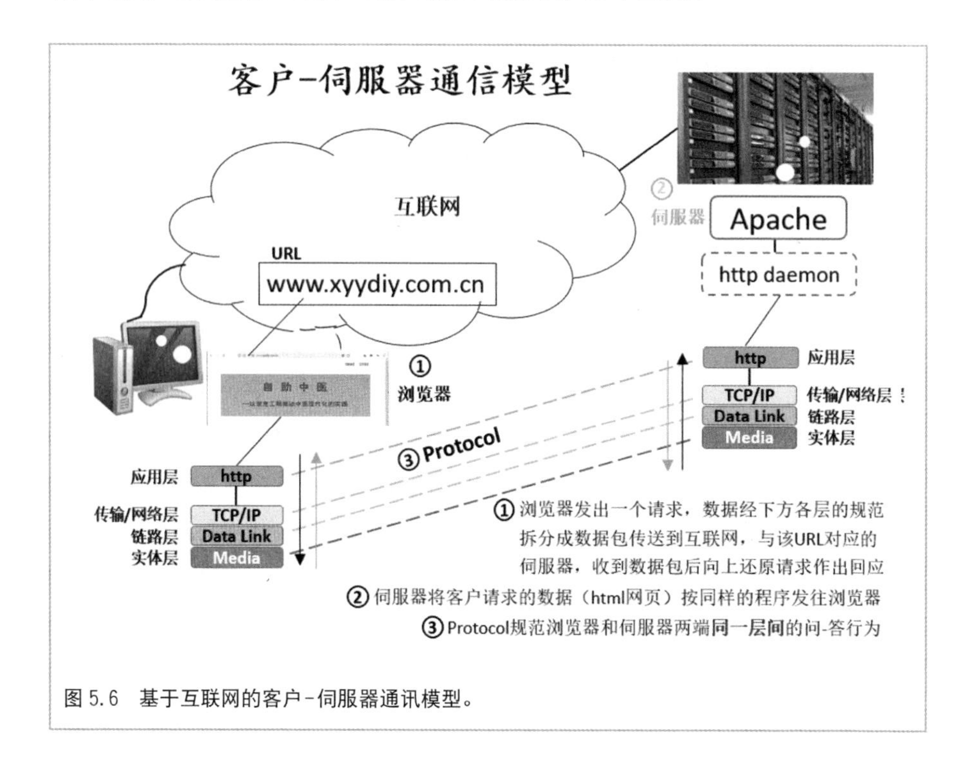

图 5.6 基于互联网的客户-伺服器通讯模型。

图中的浏览器，在此通信模型中称为客户，这种通信模式称为客户－伺服器（Client-Server）通信模型。Apache 是一个开放源码（免费）的 HTTP 伺服器软件，可从网上下载安装到操作系统上运行。又，浏览器和伺服器可在同一个电脑上运行。注意，实际的传输只发生在最底层，而每一层有不同的功能，常说的协议（Protocol）只能在同一层间起作用；此所以无论是浏览器还是伺服器，在接收到数据包后，需要先还原成对应另一端同层的格式，才能决定传输是否成功。

顺便一提，互联网协议是 100% 的技术，即完全是人为的规范，与科学主要是研究大自然存在的各种事象之因果关系形成强烈的对比。

这种通信模式最大的优点，当然是不受模拟电路需要有可供实时连接的、有实体线路存在的限制。当互联网变得无所不在时，旧的基于语音的电话网络轰然倒下，原来的语音本来是模拟信号，现在反而是先转换成数据包再通过互联网传输。

5.3.1.2 网页语言（HTML）与网页布局

第二个需要掌握的技术是如何产生所需要的 HTML 代码文本。HTML 最后一个字母是 Language 的缩写，故被称为语言，但严格地说，与一般的电脑语言不同，它实质上是混在一般文本中、对浏览器发出的指令。这些指令可粗分为 3 大类：一类是关于网页的布局（它不与原文本文字混合）；一类是链接；其余大部分则是关于文本中的文字应如何被展示。最简单的譬如字体的颜色，复杂的包括表格、选项等。

就【中医探微】而言，我们需要什么？简单说就是可同时展示 2 ～ 3 个知识包的文本框。

下图是用来定义网页布局的一个例子：左边的 html 代码告诉浏览器要产生右边的布局。这一小段代码的关键在于，它给所产生的 4 个文本框（frame）各自一个名称，这样，当需要把链接的结果放到某个框时，就可通过链接里的“target”属性来告诉浏览器。图中的下方即是一个链接代码的例子。这个简短的代码让浏览器把“气虚证”展示为链接。结合上一节的客户—伺服器通信模型可知，当用户点击该链接时，浏览器向伺服器发出请求，内容包括链接中 href 部分，伺服器找出相关的网页然后回传给浏览器，浏览器收到回传后按链接的指示将结果放到 M 框里展示。

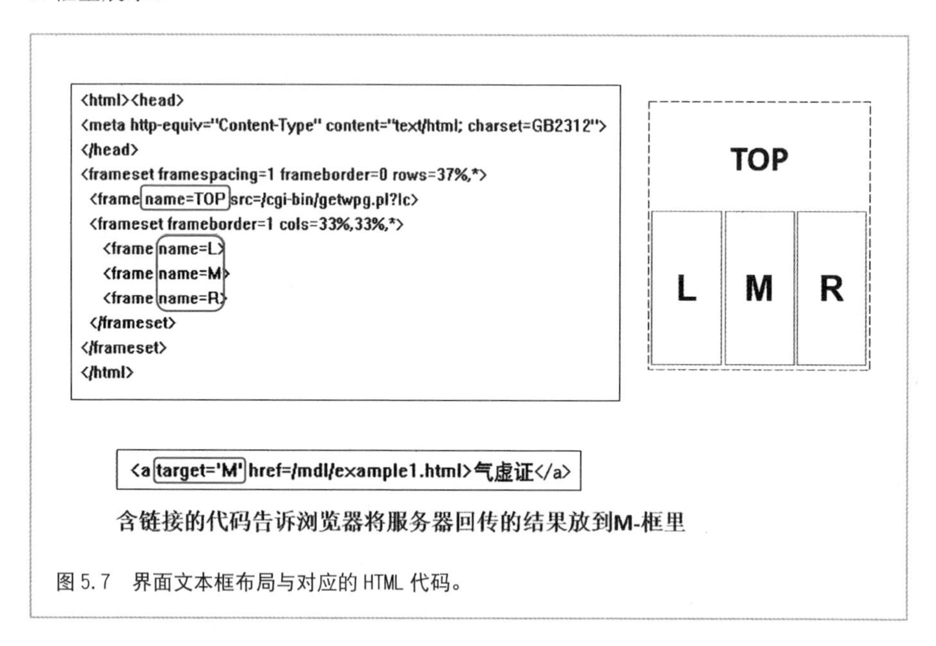

图 5.7 界面文本框布局与对应的 HTML 代码。

5.3.1.3 Perl+CGI、Javascript简介

大部分向伺服器发出的请求只需要一个网址，伺服器就能把相关的网页回传给浏览器。但很多时候浏览器会通过表格收集某些信息（简单的如用户名和登陆密码），然后伺服器需要运行特定的应用程式去产生相应的网页回传给浏览器。这就是 CGI（Common Gateway Interface，通用网关接口）的功能所在，即它是伺服器和特定应用程式之间进行交接的一套规则。这套规则主要由 3 个部分构成：

在 URL 里紧接 IP 地址之后，如果出现 /cgi-bin/，伺服器会执行其后出现的程式名称（早期几乎都是用 Perl 语言写成的程式）；

伺服器将浏览器一方传来的参数等信息放在约十来个环境变量（Envir. Variables）里，应用程式的设计者则从中取用；

应用程式完成处理后，将结果通知伺服器，并由伺服器完成向浏览器的回传。

简言之，Perl+CGI 可让网页设计者在伺服器一端，通过执行应用程式提供各种具动态性质的网页。

但并非所有的运算都应该在伺服器一端执行。譬如表格里某些项目是否有填写或其值是否符合预期等，明显应该在发给伺服器前在浏览器一端核查，这则是 Javascript（JS）所提供的功能。JS 与 Perl 比较，除了两者在所运行的电脑环境不同，更主要的是 JS 的运算对象主要涉及网页展示里的许多元素，早期浏览器之间有些特色不一定可兼容，无疑会增加研发的复杂性。所幸目前浏览器的功能已趋稳定，很多非常有用的浏览器一端的 JS 应用程式都可在网上找到。

5.3.2 实现【中医探微】功能之界面设计

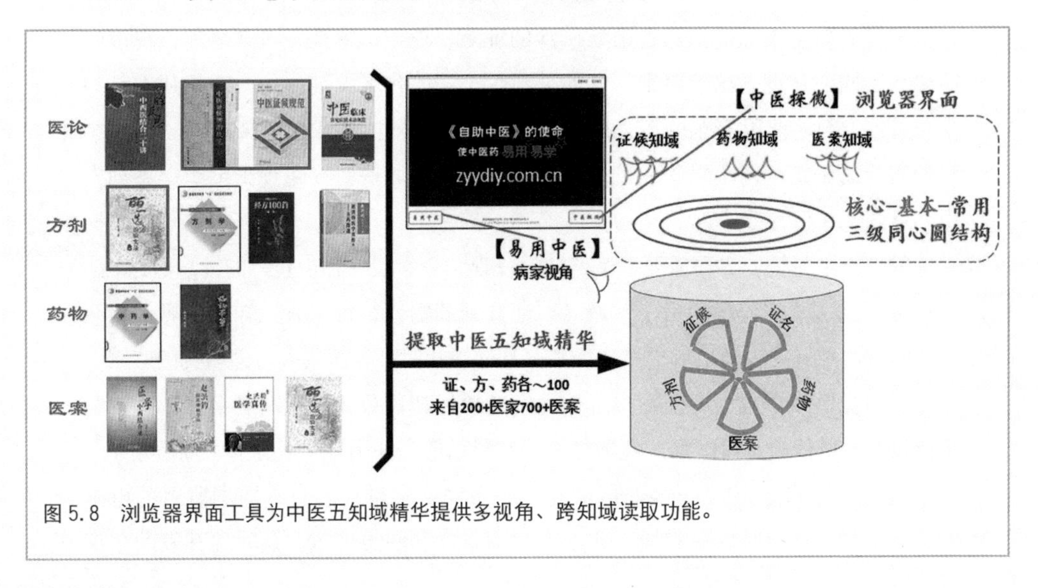

图 5.8 浏览器界面工具为中医五知域精华提供多视角、跨知域读取功能。

图 5.8 展示【中医探微】工具的几个关键构思之间，特别是与知识数据库的关系。有了上一节的网页互动技术背景，现在可以进一步解释建基于其上的设计和实施，分 2 个部分说明：首先介绍如何从【探微】界面功能决定页面布局；其次是证名索引界面的设计。

5.3.2.1 支持跨知域、多视角对比互参功能的页面布局

【中医探微】界面最为关键的功能特色，在于能让用户同时比较 2 个以上来源于任意知域的知识包。由此，界面首先需有一个内含2个以上（最后选定为3个）文本框的展示区和一个控制展示的索引区。但文本框的内容不能与索引区连动，即一方面，索引区可让用户决定哪个知识包放在哪个文本框展示；但另一方面，索引区的内容改变不能影响已在展示的知识包。

用户虽然最终要通过索引选定知识包，但传统纸本的目录或索引却不是一个高效易用的样板。以《皕一选方》为例，全书上下两册共 1400 余页，目录分 4 个时期共 13 页，中西医案光索引就多达近 70 页。一句话：难用！

按笔者自学中医的经验，证候所涉的证名、征候、方药、医案之间，很多时需要从不同的角度去比较鉴别。譬如见到一个证的参考方剂，用户会想从方剂的视角看这方剂还被用于哪些证，或所列举的某些征候也会出现在哪些证等。所以，我们需要的不是一两个索引或目录，而是给每个知域按其视角预先编织一系列索引（见图 5.9）。

综合以上讨论，界面需要一个“知域－视角－索引－知识包”的 4 层级结构：用户可随意从一知域跳到另一知域（如证候到药物）；每进入一知域，界面会载入该知域所独有的视角；当用户选择某一具体视角时，界面载入与之相关的索引；每一索引提示知识包内容，客户可按文字链接把知识包放到中间展示框；或按文字链接左右两旁的左右图标按键选择左、右展示框，如图 5.9 上方的布局所示。

值得一提的是，JS（javascript）与 Perl 不同，它是在客户端即浏览器的电脑上运行，如果单纯是转换知域，并不占用伺服器和网络资源。从软件开发的角度看，时间花得最多的是在视角－索引的整编上。

【探微】界面布局

知域转换（由JS程式执行）

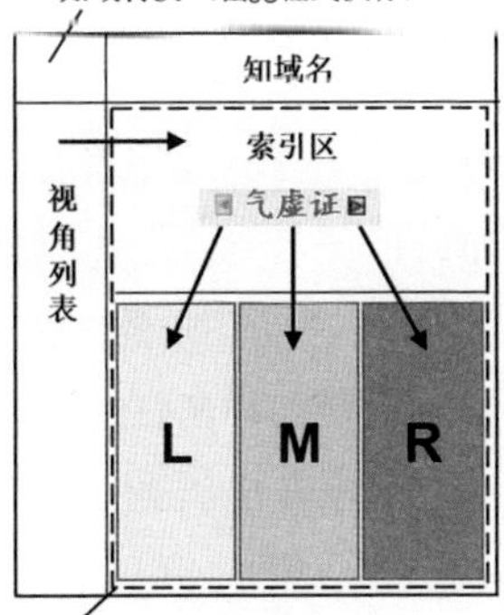

展示区含3展示框，与索引区一起通过iframe定义

证候视角

证名视角
- 核心证名 (38)
- 基本证名 (41)
- 热病证名 (33)

方剂-排行视角
- 首40
- 41–80
- 81–114 *

方剂-五脏视角
- 全身 (26)
- 心/肝胆 (20/17)
- 脾胃/肺 (16/12)
- 肾膀胱/肠 (22/10)
- 外感/热病 (23/18) *
- 跨类 (42) *

征候视角
- (24类/555用语/823次)
- 外观 (4/95/147)
- 体位 (5/126/181)
- 消化排泄 (5/147/218)
- 情志 (4/58/88)
- 感冒热病 (3/73/120) *
- 男妇五官 (3/56/69) *

药物视角

五脏视角 (231)
- 心系 (33,10/12/11)
- 肝系 (65,21/27/17)
- 脾系 (42,11/16/15)
- 肺系 (66,32/20/14) *
- 肾系 (25,5/7/13) *

药性视角 (231)
- 大寒、寒、微寒 (79)
- 凉、平、微温 (82)
- 温、热、大热 (70) *

药效视角 (231)
- 气药 (4,35)
- 血药 (4,34)
- 补阳、温里药 (2,18)
- 滋阴、收敛药 (2,38)
- 清热、泻下药 (2,20)
- 发散、痰喘药 (2,33)
- 祛风、肝风药 (2,22) *
- 安神/开窍、其他 (3,31) *

药物排行视角 (141)
- 核心药 (Top50)
- 基本药 (51-100)
- 常用药 (101-150) *

赵老医案用药 (98)
- 核心药 (33)
- 基本药 (33)
- 间用药 (32)
- 用量比>2之药 (25) *

医案视角

征候视角
- 全身、脏腑、专科 *
- **按出现频率排名**
  - 首20 (625,67.6%)
  - 21-40 (182,19.7%)
  - 41-60 (91,9.8%)
  - 61-79 (27,2.9%) *

方剂视角
- 第一核心方± (128)
- **非第一核心方 (104)**
  - 二陈汤系 (17)
  - 六君汤系 (11)
  - 八珍汤系 (9)
  - 逍遥散系 (8)
  - 龙胆茵陈汤系 (5)
  - 小青龙汤系 (5)
  - 其他 (15) *

药物视角
- 首33核心药物
- 次33常用药物
- Class-III (32药) *
- 用量比>2药物 *

图 5.9 【探微】布局与证候、药物、医案 3 知域之视角。

5.3.2.2 用2.5-维度整合和重构证空间

现今的证候或诊断学教材基本是一个相当“平”（flat）的数据库。每一个证名下面的“知识包”相对完整，但证名作为某具体知识包的标签或抓手，却缺少系统的分析，结果是几百个证名只作一个简单的线性分类，同时辅以笔划排名（方剂药物的书本也存在类似情况）。笔划排名好比英文字典，作为工具书很好而且必要，但相信没有多少人会认为用字典学英文是个正确的途径，更甭说是高效的途径。

从第 3 章讲病理观时对证空间结构和特性的分析可知，证名可以很方便地以 2 维空间表达（详见 3.2.3.4），其中纵向的“心¦肝¦脾¦肺¦肾”和横向的“虚¦寒¦热¦燥¦湿¦痰¦瘀¦风”构成基本的体－纲 2 维结构，“全身”理论上应分为“气¦血¦津”，但津的部分与燥湿有相当多的重叠，故把这部分剔除后，将气血合并为“全身”置于五脏之上，可算是半个维度，实际上这也有暗示全身和五脏两者是不同层次之抽象的意思。有些腑（如胃 / 胆 / 膀胱）基本上按中医传统归入与之相表里的脏；但大、小肠不归入心、肺。根据证名空间内在的 2.5 维结构，【证候探微】界面用体－纲 2 维空间的页面，并按照证名本身所提示其在这空间中的位置去安排索引（见下图），达到传统只能线性罗列索引所无法达到的效果。

核心证名（38）

全身/五脏	虚				寒	热
全身	气虚证	气滞证	阳虚证	血虚证	表寒虚证	血热证
心	心气虚证		心阳虚证	心血虚证	血寒证	心火亢盛证
肝、胆	心胆不宁证	肝气郁结证	心肾阳虚证	心脾两虚证	寒滞肝脉证	肝胆湿热证
脾、胃肠	脾气虚证	肝胃不和证		肝血虚证	寒凝胃脘证	脾胃湿热证
	脾气下陷证	食滞脾胃证	脾阳虚证		脾胃寒湿证	
肺	肺气虚证		肺阳虚证			
肾、膀胱	脾肺气虚证		肾阳虚证			
	肾气虚证		脾肾阳虚证		虚	痰
全身	肾气不固证	气逆证	肾不纳气证	气血两虚证	阴虚证	湿痰证

图 5.10 【证候探微】之核心证名按 2.5 维空间编排。

按照 80/20 的指导原则，我们选取了约 80 个最常用的证名（筛选过程详见 5.2.2），再根据循序渐进的要求，把这约 80 个证名分成核心和基本两组，并进一步将全身五脏配以不同对应底色，使每一纵列能够更有弹性地根据需要来调整各体－证所占空间，以便列表能在有限的屏幕空间里达到最优化的使用。如图 5.10 所示，肝胆在气虚一列没有对应的证名，于是用作与心相关的证名，此时的背景颜色由原来的肝胆背景色改为心的背景色。

在这个 2 维界面中，各体－纲之间的相对大小，实际上也是反映了各纲对身体之不同层次部位存在差异。看图 5.10 做个简单的计算，虚纲之下的证名（包括移到燥湿两纲的阴虚部分）超过所有证名的三分之一！可以说，把握好各种虚证的形态以及它们之间的纵横关系，对迅速掌握中医核心理念和知识极其重要。【证候探微】从选材到索引列表的框架和设计布局，都充分考虑到这些需要，因此能大幅提升学习中医知识的效率。

网页链接是另一个为提供能超越传统纸本媒体学习效率的技术支撑。【证候探微】不仅开创了 2.5 维架构，而且利用每个证名至少有脏 / 纲两个维度属性，在证名这个知域里进行多种不同视角的预分析，并通过链接让用户直接控制知识包的显示文本框，故用户可经不同视角指定显示页以展示详细的信息，而且可同时比较多达 3 个证名的征候、参考方、医案。古人所谓“举而并之”即是把这种相关信息放在一起比较的意思，这对领悟它们之间的细微差别是非常必要的。但想想在一个被一维纸本载体固定排序所制约的环境里，两个证名间相隔几十页甚至过百页，用户所需付出的精力之大（而且需要不断重复），难免会消磨用户的热情。【中医探微】让这样的探索变得毫不费力，其积累下来的效率提升应该轻易超过一个数量级。

参考文献

[1] 陶御风、史欣德，《皕一选方治验实录》，人民卫生出版社，2011.01。

[2] 冷方南，《中医证候辨治轨范》（修订版），人民军医出版社，2011.12。

[3] 邓铁涛，《中医证候规范》，广东科技出版社，1990.08。

[4] 赵艳玲、张志芳，《国家标准中医临床诊疗术语·证治要览》，湖南科学技术出版社，1999.04。

[5] 黎敬波、马力，《中医临床常见症状术语规范》，中国医药科技出版社，2015.03。

[6] 赵洪钧，《赵洪钧医学真传（续）方药指迷》，学苑出版社，2019.10。

第六章

【自助中医】网站工具使用指南

我们创设【自助中医】网站（www.zyydiy.com.cn），并开发出【易用中医】和【中医探微】两个工具，配合本书从理论上的阐释，把中医药的使用和研习效率提升到一个符合现代人期待的新水平。此外，在本书第一作者自学中医的过程中，开发了2个学习研究中医经典《内经》和《伤寒论》的工具，一并在本章介绍它们的功能和使用。最后，我们为读者如何有效结合本书使用这些工具，提供3个情境的学习路线图的大纲。

6.1 【易用中医】使用指南

【易用中医】以病种分类之症状，即病家主诉为抓手，为用户提供参考方剂和医案，可在电脑或手机上打开。电脑和手机两个版本的内容完全一致，只是因

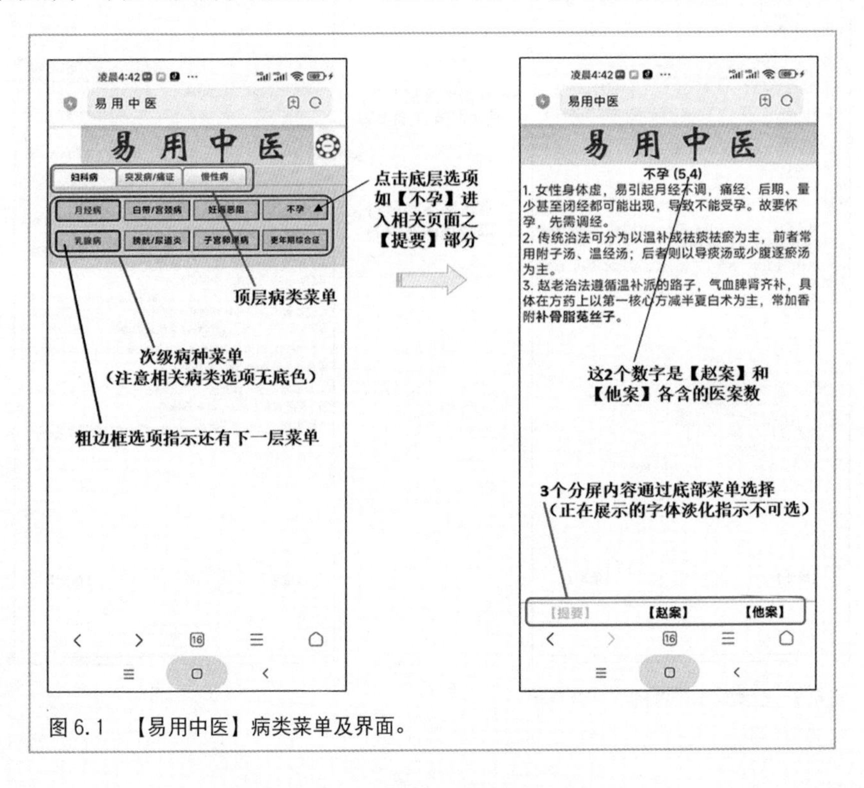

图 6.1 【易用中医】病类菜单及界面。

[illegible]的屏幕受到限制，手机版本把展示的内容分成【提要】、【赵案】和【他案】3 个分屏展示，由手机底部的菜单按键控制，如右下图所示。【赵案】内容为本书第二作者的医案，【他案】则选自《皕一选方》。

当进入医案页面时，如有多于 2 个医案，展示的是医案列表，每一医案标题都包含 10~30 个字左右关于该案特点的提示，主方剂名称和医家名字。每个医案前面有一展开符号（⊞），点击它界面会把医案详细内容展示出来，医案标题的展开符同时变成隐藏符（⊟），如下图所示。用户可点击隐藏符，让界面隐藏详细内容并恢复原来只展示医案标题与展开符的状态。

易用中医
点击医案展开符
显示医案详细内容
点击医案隐藏符
隐藏该医案内容
1. 结婚15个月不孕 # 第一核心方'+柴胡香附, 赵洪钧医案
2. 摘除节育环3个月不孕 # 第一核心方'+补骨脂香附菟丝子, 赵洪钧医案
【案】女，28岁，威县西古城村人，2009年5月30日初诊。有一女6岁，欲生第二胎，摘除节育环3个月不孕。月经大体正常。除偶有失眠外，无特殊不适。一般情况好。脉滑弱，舌略大。末次月经2天前。
【方】党参12 黄芪20 当归10 白芍12 川芎8 熟地20 香附6 补骨脂10 菟丝子10 五味子8 陈皮12 桂枝12 生甘草4
【合】补中益气丸、金匮肾气丸各9克日2次
患者一诊即怀孕。于是，此后西古城村陆续又有9名妇女就诊看不孕。10月15日患者某就诊称，此前10位就诊者已有9人怀孕。唯一一位没有怀孕的是因为男方的问题。
3. 曾用节育环、摘取后5~6年仍不孕 # 第一核心方'+补骨脂怀牛膝香附, 赵洪钧医案
4. 继发不孕、曾流产、月经后期、口腔溃疡 # 第一核心方'+牛膝香附补骨脂, 赵洪钧医案
5. 不孕、上腹满、多梦 # 第一核心方'+柴胡香附, 赵洪钧医案
【提要】 【赵案】 【他案】

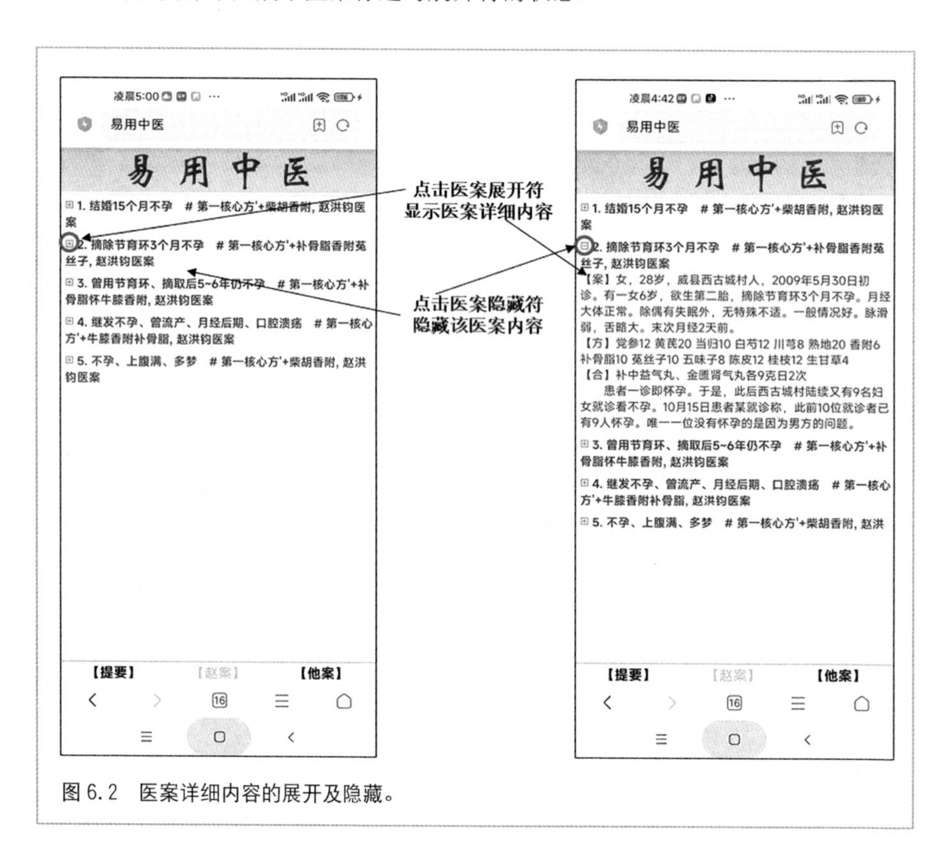

图 6.2 医案详细内容的展开及隐藏。

电脑版因为屏幕够大，故病类及病种菜单与医案相关内容可同时在单一界面展示，病种转换更为方便快捷。具体医案内容的展开、隐藏操作，与手机版完全相同。

【易用中医】目前涵盖的常见非危重病分 3 大类共 42 种，含 380 个医案。读者可根据主诉从下表中找出所属病种，然后点击病类→病种名找到相关辨治提要及医案信息。下表列出目前此应用涵盖的病种和医案数统计。

妇科病（12种）	不孕（5,4）	妊娠恶阻（3,4）	白带/宫颈病（1,3）	子宫卵巢病（2,6）		
	更年期综合征（4,4）		膀胱尿道炎（2,4）			
	【月经病】	痛经（0,2）	月经紊乱（3,1）	经漏/崩漏（3,5）	闭经（1,1）	
	【乳腺病】	奶水不足（2,0）	乳胀/乳腺增生（5,3）			
突发病/痛证（13种）	感冒误治/低热（10,7）		头痛/晕眩（11,22）	肝病（7,7）	胆病（2,4）	
	【外感】	风寒（5,2）	风热（4,6）	暑病（1,9）		
	【肠胃病】	呕吐（3,9）	呃逆/厌食（1,4）	腹胀痛（4,14）	泄泻（1,17）	
	【咳喘】	外感引发（6,7）	老年慢性咳喘（3,16）			
慢性病（17种）	胃病（6,9）	鼻病（3,9）	失眠睡差（8,17）	口腔溃疡（2,5）	便秘（3,6）	多汗（6,8）
	【情绪病】	生气（7,1）	惊悸（2,2）	忧郁（3,3）	焦虑（3,1）	精神分裂（2,2）
	【皮肤病】	癣、湿疹（1,3）	荨麻疹（3,3）	过敏性皮炎（1,2）	痤疮（1,1）	带状疱疹（3,2）
		红斑狼疮（0,2）				

注：病名后（）号内数字分别是赵案和他案的医案数

表 6.1 【易用中医】涵盖的 42 种常见非危重病列表。

6.2 【中医探微】使用指南

以“瞎子摸象”寓言作比喻，但反其意而用之，中医知识体系就像一头大象，需要从不同的视角去观察才能更好地掌握关于它的方方面面。为什么会有不同的视角？这是因为事物（无论是大象还是证名还是药物）同时有多种属性，譬如证可有身体脏腑的属性，也可以有虚实寒热的属性，甚至有人为划分的核心¦基本¦热病属性 。又如药物，可有寒凉平温热的属性，又有脏腑归经的属性，等等。故视角本质上就是按某一属性对知域里的对象进行分组，以便观察比较，加深对它们之间的共性和个性的认识。传统的纸本载体无法为这种需要提供便利，【中医探微】的多视角设计有效地解决了纸本载体的这个内在制约，为学习效率的提高创造条件。

本节先介绍证候、药物和医案这 3 个知域相同的界面基本操作，然后就这 3 个知域各自的常用“探微”情境下之使用作进一步的介绍。

6.2.1 【探微】界面的4层级菜单

【中医探微】由 3 个【探微】合成，它们在各自知域的内容和展示格式都不一样，但有一个相同的层级组织界面，让使用者很轻易地在证候、药物和医案之间，任意选取相关的知识包作比较或参考之用。这一相同界面将中医知识精华组织成 4 层级的菜单结构如下：

- **知域（顶层）**：证候、药物、医案（【证候探微】和【医案探微】的医案分别来自《佰一选方》和本书第二作者）
- **视角**：每知域之下含若干视角，每一视角之下再按某种特性分为若干组
- **项目列单**：某知域—视角分组下的可选项，即具体的证名、或药名、或医案
- **知识包**：对应所选项目的内容，按所选链接在展示区的 3 个文框之一中展示

图 6.3 显示上述 4 层级菜单和页面布局的关系。无论是哪个知域，基本操作都是：把某视角分组的可选索引在列表区列出，然后选定项目（证名或方药名或医案），并按目标文本框点击对应的链接按键。

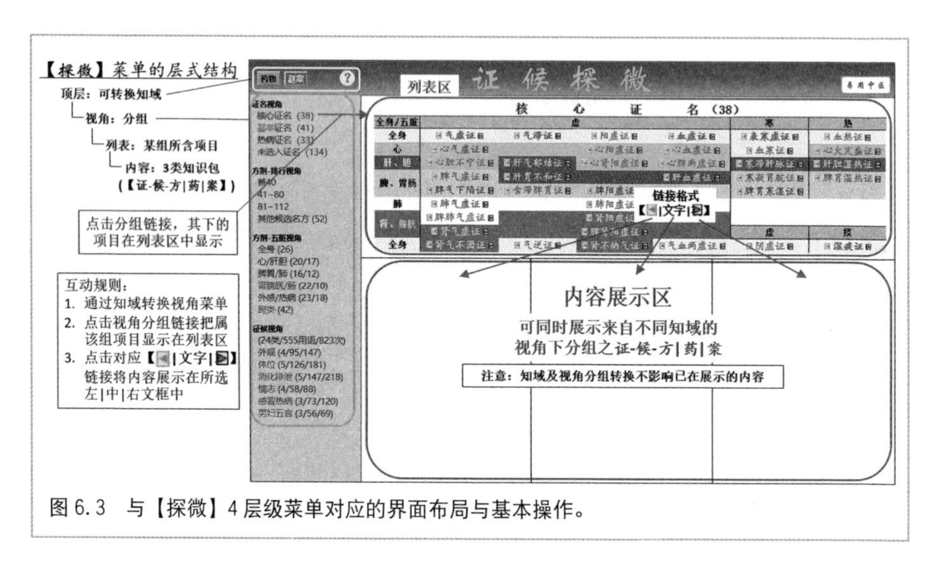

图 6.3　与【探微】4 层级菜单对应的界面布局与基本操作。

又，同一知域下，各视角的列表格式可能不同，但知识包格式是相同的。

6.2.2　【证候探微】的视角与展示格式

证候是证名和征候的合称。在中医 5 知域中，作为中医病理模型的标签，证名扮演关键的纲领角色，因为只要从病家的征候中辨出证名（= 病理模型），就可从历代积累起来的治病经验总结中，得到体现治法的最佳适用方剂。故证候的知识包，内含除了对应具体证名的征候表述，还包括参考方剂，并附以典型的应用医案作为治验例证，如图 6.4 所示。

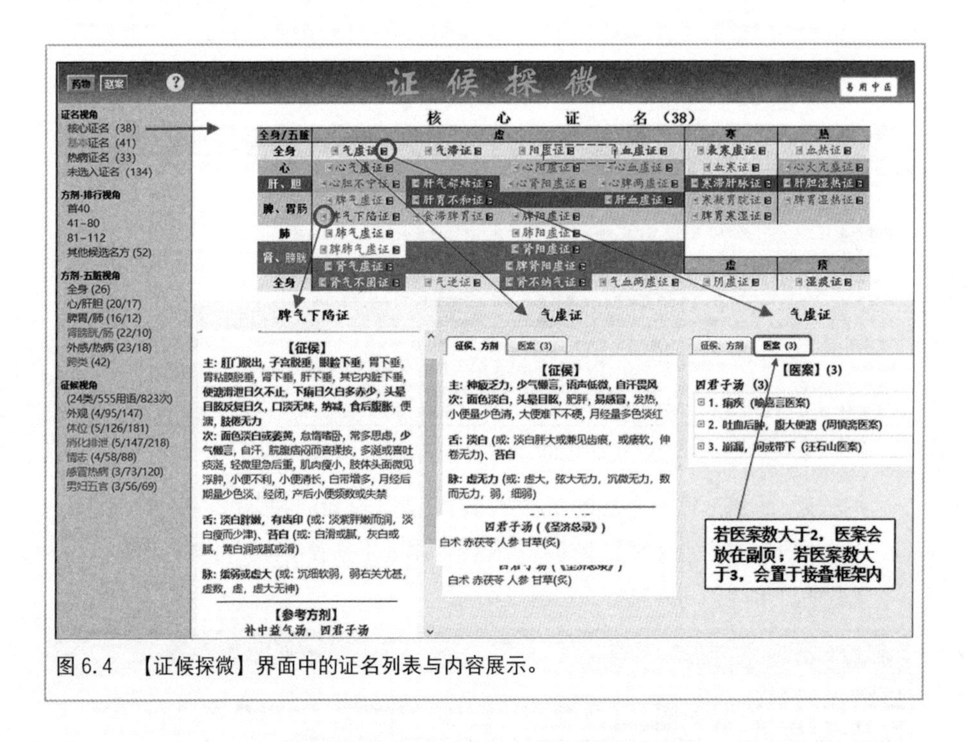

图 6.4　【证候探微】界面中的证名列表与内容展示。

读者可注意到，当医案数目达 3 个或以上时，医案将从征候和方剂分离出来成为独立一页，通过方框顶部的提示菜单确定展示页。医案页用展开符（⊞）和隐藏符（⊟）控制相关医案详细内容的展示或隐藏，操作与【易用中医】相同。

【证候探微】提供 4 个视角，下面是这 4 个视角的内容和列表格式：

证名 下分核心、基本、热病，列表格式见图 6.4 的列表区。证名列表的格式在所有知域－视角中是独一无二的，关于这个设计背后的构思，可参看 5.3.2.2。

- **方剂－排行** 这里的排行是按本研究的排行结果编制，筛选排行过程详见 5.2.3。方名后 [#] 的数字 #，是该方剂在《皕一选方》TOP300 里的排名。一个方剂可有多于 1 个的适用证；方剂－排行视角的列表，提供同一方剂用于不同证的信息。图 6.5 展示按排行之首 40 分组之列表格式。证名的字体颜色提示其属核心，基本或热病分类。

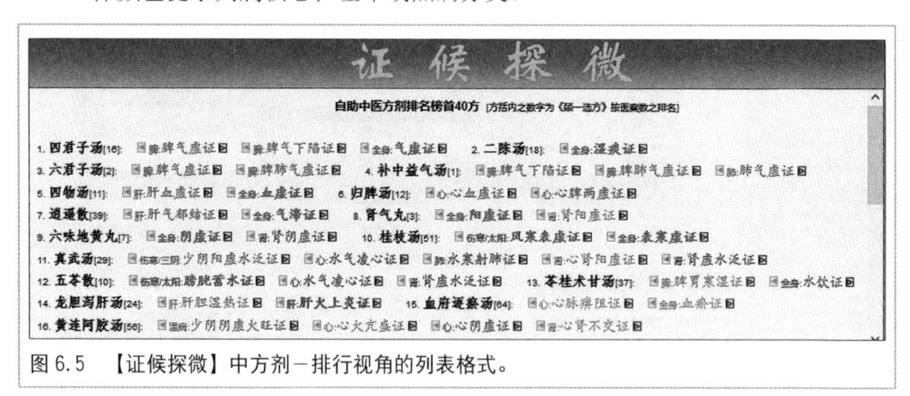

图 6.5 【证候探微】中方剂－排行视角的列表格式。

- **方剂－五脏** 此列表是按方剂所属的全身或脏腑属性分组。在每一组下，该组所属方剂所使用的中药材，经统计排列出来置于本组分类之下。以心、肝胆分组为例，列表格式见图 6.6。

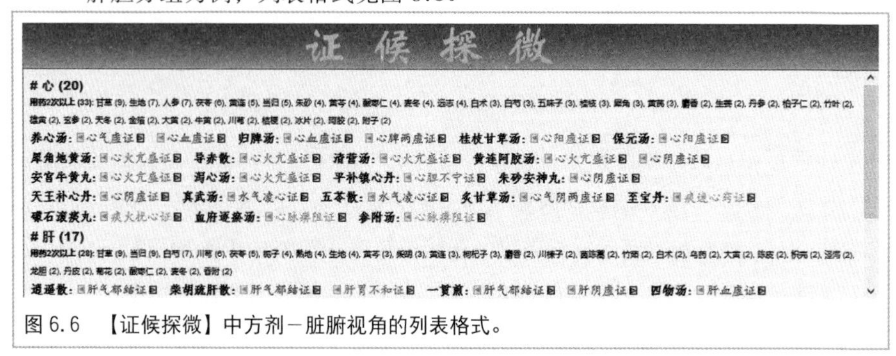

图 6.6 【证候探微】中方剂－脏腑视角的列表格式。

- **征候**　征候是判定证名的根据。一个证名由哪几个征候决定，可以从证名视角查知；这个征候视角可视为“反向参考”，即某一征候可能指向哪些证名？这个视角一方面按征候空间分析（详见 3.2.3.3）所得的 6 个维度进行分组，另一方面在组内则以用语的使用次数排序。图 6.7 展示外观分组的列表格式。

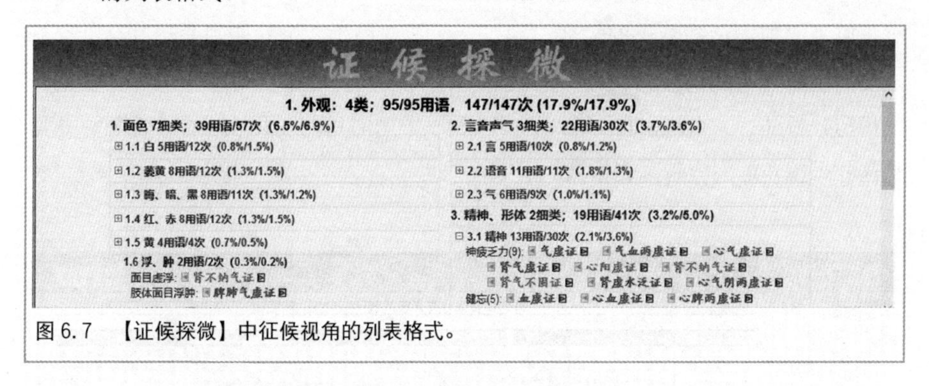

图 6.7　【证候探微】中征候视角的列表格式。

6.2.3　【中药探微】的视角与展示格式

传统文献对中药的特性有两个重要的抽象概括：药性和归经。前者以寒热分类，与病家症状表现之寒热形成纠偏力量，使身体的自我修复能力回复到正常的状态，达到治疗之目的；后者则用来提示药物所作用之脏腑。这一知域知识包的内容来自中药学教材，其中对药性的描述分成 9 等，分别是大寒、寒、微寒、凉、平、微温、温、热、大热。对这 9 等药性，我们配以一个用颜色和形状来识别的图形如下：

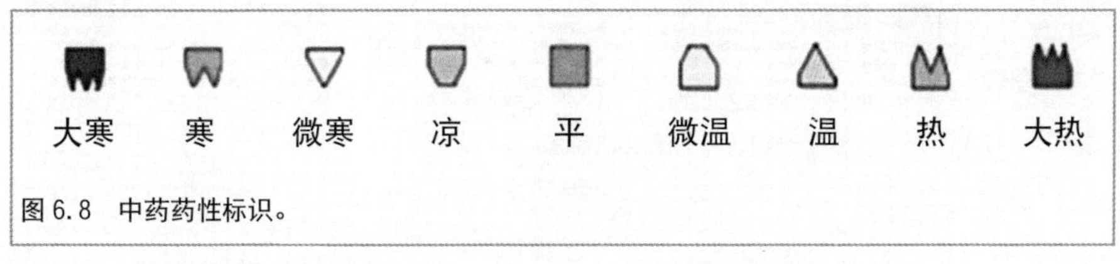

图 6.8　中药药性标识。

这个标识主要用在项目列表中置于药名之前。

【中药探微】提供的视角可分为 2 大类：一是在治病过程中，提供可与主参考方配合的加减药物的相关信息；二是配合【证候探微】提供重点药物的信息。前者长远来说更为重要，排名相对来说较不重要，反而需要一是涵盖多些药物，二是提供药性、药效等不同视角。关于这方面的讨论，可参阅 5.2.4。

图 6.9 显示典型的【中药探微】界面。【中药探微】共提供 5 个视角，首 3 个是服务于前述治病参谋的需要，涵盖 231 药并提供 3 个功能视角；其余 2 个则主要是配合学习用的排行视角。除最后一个排名视角是来自对本书第二作者的医案用药分析外，其余均来自《皕一》TOP300 方剂的用药（共 231 个）分析。下面是这 5 个视角的内容和列表格式：

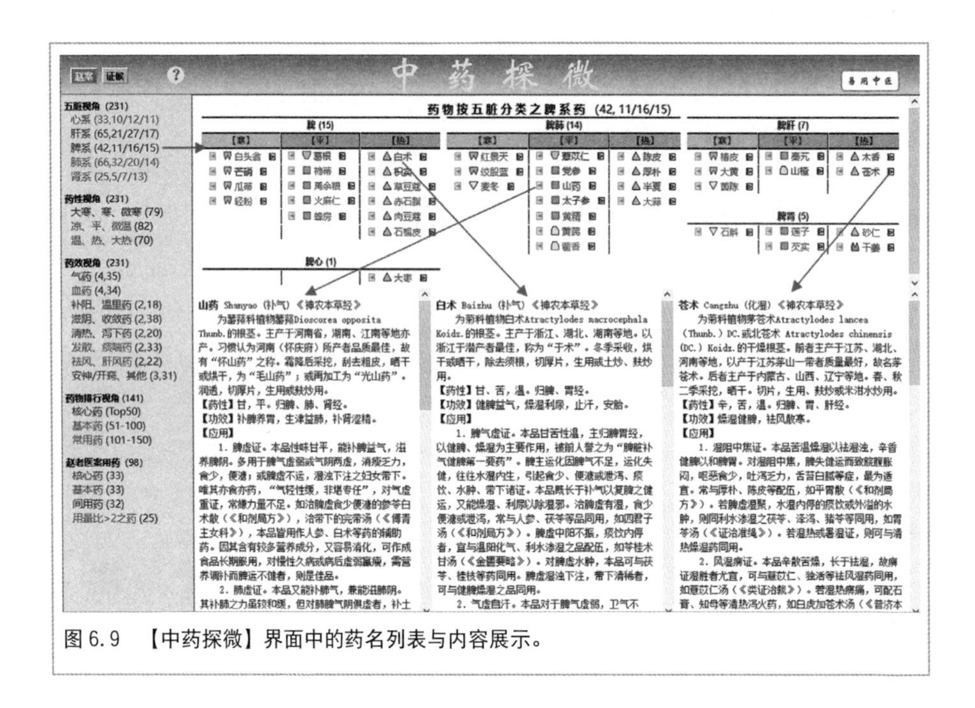

图 6.9 【中药探微】界面中的药名列表与内容展示。

·五脏 下分心肝脾肺肾5组。因药物的归经属性可含多个脏腑器官，为降低分组复杂性，在决定其组别时，先排除腑的部分（因表里关系通常已包括相关的腑），然后以排首的归经脏器作为主分组，再以第二归经之脏（如果存在）为次级组别名字。如在图6.9的列表区所展示，在脾系之下，除脾组外，还有脾心、脾肺、脾肝、脾肾等组。药名的字体颜色提示其属核心，基本或常用分类。（列表格式见图6.9的列表区。）

·药性 下分寒、平、热3组，每组之下，再按其归经之脏（取排首者）分列。图6.10展示这一视角的列表格式。譬如用以展示寒药的此图，让用户一眼便可看到，寒药归肾经的最少，归肺经的最多，数目约为归肾经的6倍。

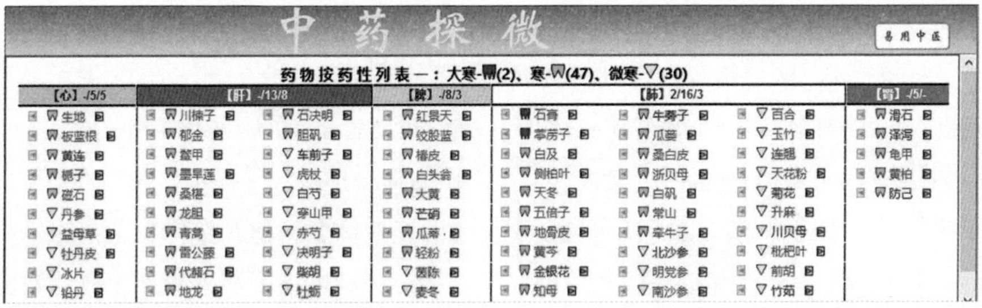

图6.10 【中药探微】中药性视角的列表格式。

·药效 下面的分组包括：气药，血药，补阳、温里药，滋阴、收敛药，清热、泻下药，发散、痰喘药。祛风、肝风药，安神 / 开窍、其他等8组，图6.11展示这一视角的列表格式。

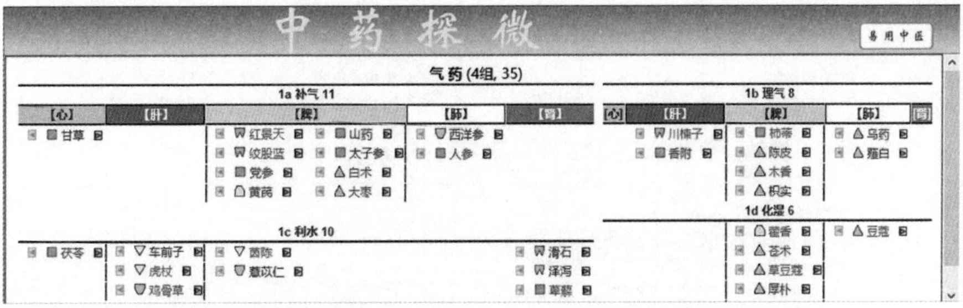

图6.11 【中药探微】中药效视角的列表格式。

· **排行 1** 这个排名来自《皕一选方》TOP300 方剂的用药分析。图 6.12 展示其列表。

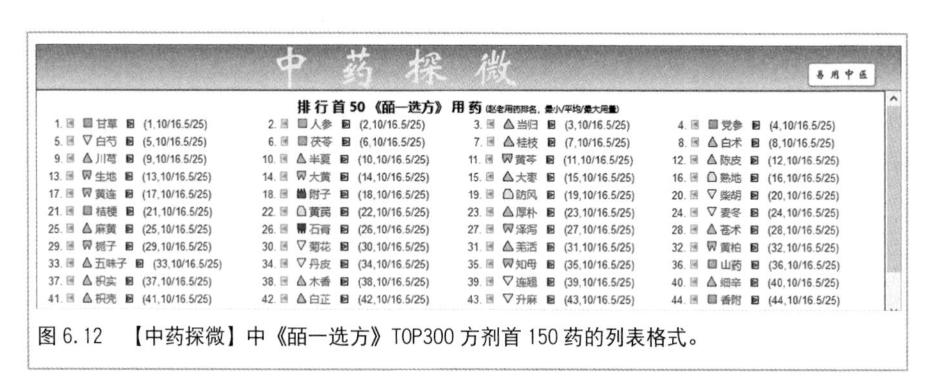

图 6.12 【中药探微】中《皕一选方》TOP300 方剂首 150 药的列表格式。

· **排行 2** 这个排行来自对本书第二作者的医案用药分析。图 6.13 展示其列表格式。这一视角有一个用量比 >2 的组，每一药物后面 () 中的数字分别是次数，最小 / 平均 / 最大值；组内以最大与最小之比的降序排行。【提示：在此一知域，知识包是关于药物的，这一视角也出现在【医案探微】，但在该知域，点击药物链接会先列出与最大和最小值相关的医案链接，读者可进一步查看产生这些数据的相关医案。】

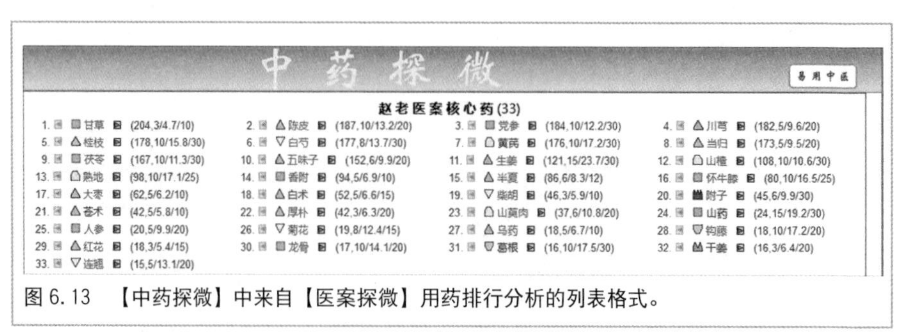

图 6.13 【中药探微】中来自【医案探微】用药排行分析的列表格式。

每个中药都有药性、归经、药效及相对重要性等几个互不相关的特性，传统纸本载体只能按某一特性罗列。如前面几个视角的格式和内容所显示，【中药探微】不仅能让使用者在各种视角间轻松转换，而且能在具体视角（譬如药性）下把另外的特性（譬如归经或药效）在列出药名的同时展示出来；因为医家在辨证后考虑病家的具体情况，可能在应用该证之参考方时进行加减化裁，这个界面设计能起到提示候选药物的作用。

6.2.4　【医案探微】的视角与展示格式

【医案探微】的视角和界面架构的构思，最初来自对本书第二作者发表于《医学中西结合录》（2009）[1]（下称《结合录》）近千个医案，在征候、方剂和药物等 3 方面所作的数据分析结果；其后在证候概念的研究成果上再加以微调。这个【探微】的构想，主要是通过赵老对医案精简而完整的叙述，让读者对上篇所阐述的中华医道之临床实践有更感性的认识。图 6.14 展示【医案探微】的界面设计。

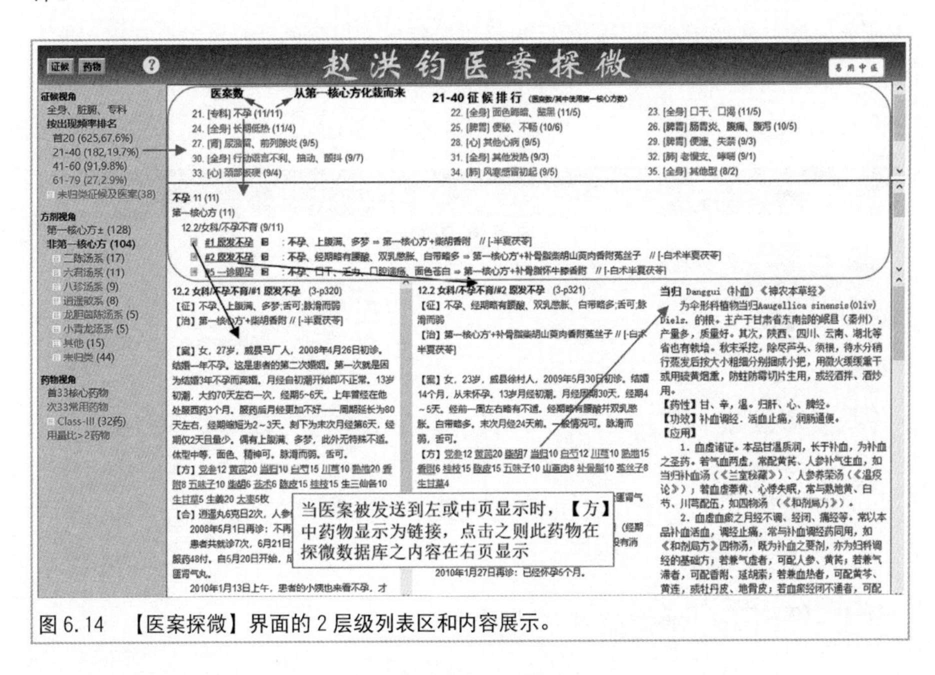

图 6.14　【医案探微】界面的 2 层级列表区和内容展示。

这个界面的基本操作与其他2个【探微】界面有2个稍有不同之处：一是由于有近一半的项目列表太过庞杂，需要在列表区再分成2层级结构（如上图的列表区所示）；另一半不分层级的列表则在视角组别前有‘☰’符号；二是在左页及中页展示的医案，其中方剂所列药物均有链接，点击它们可把相关的药物知识包展示在右页中，如图6.14所示。

这一知域有3个视角，分别是征候、方剂、药物视角，简介如下。

· **征候**　在《结合录》中，每一医案皆有病名和三数个主要征候的描述，故病名和征候用语成为这一视角的分组准则。因此，同一医案，可以出现在某一病名和数个征候用语的列表中。图6.15展示在病与征候视角下的全部分组。列表区列出7个大类，而每一个大类都分成左、右两行，分别以淡贝壳和浅绿底色标示，左方所列是有明确病名的医案分组，右方则是属于同一分类的征候用语。需要指出的是，两组并排只是因为它们的大类名称相同，并不表示它们之间的相关性。本研究根据对这近千个医案的征候用语数据分析，用颜色提示赵老最常用（排名首10）或次常用（排名次10）的征候用语。这个数据分析结果可与征候空间的用语分析互参。

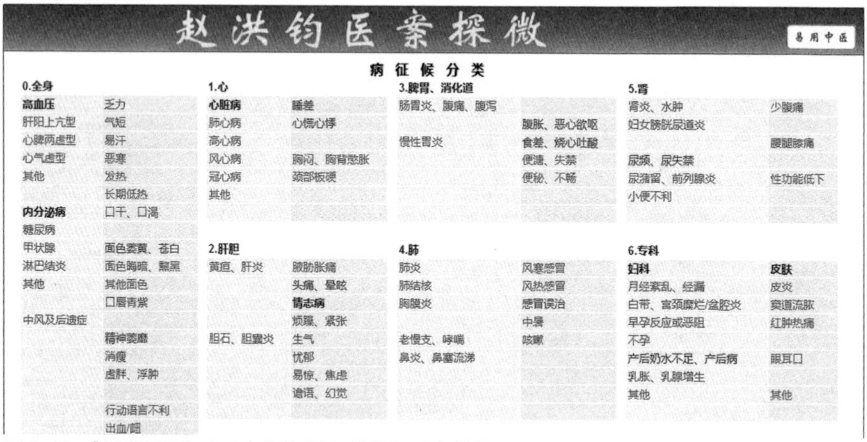

赵洪钧医案探微
易用中医
病 征 候 分 类
0.全身
高血压 乏力
肝阳上亢型 气短
心脾两虚型 易汗
心气虚型 恶寒
其他 发热
长期低热
内分泌病 口干、口渴
糖尿病
甲状腺 面色萎黄、苍白
淋巴结炎 面色晦暗、黧黑
其他 其他面色
口唇青紫
中风及后遗症
精神萎靡
消瘦
虚胖、浮肿
行动语言不利
出血/衄
1.心
心脏病 睡差
肺心病 心慌心悸
高心病
风心病 胸闷、胸背憋胀
冠心病 颈部板硬
其他
2.肝胆
黄疸、肝炎 胁肋胀痛
头痛、晕眩
情志病
烦躁、紧张
胆石、胆囊炎 生气
忧郁
易惊、焦虑
谵语、幻觉
3.脾胃、消化道
肠胃炎、腹痛、腹泻
腹胀、恶心欲呕
慢性胃炎 食差、烧心吐酸
便溏、失禁
便秘、不畅
4.肺
肺炎 风寒感冒
肺结核 风热感冒
胸膜炎 感冒误治
中暑
老慢支、哮喘 咳嗽
鼻炎、鼻塞流涕
5.肾
肾炎、水肿 少腹痛
妇女膀胱尿道炎
腰腿膝痛
尿频、尿失禁
尿潴留、前列腺炎 性功能低下
小便不利
6.专科
妇科 皮肤
月经紊乱、经漏 皮炎
白带、宫颈糜烂/盆腔炎 窦道流脓
早孕反应或恶阻 红肿热痛
不孕
产后奶水不足、产后病 眼耳口
乳胀、乳腺增生
其他 其他

图6.15 【医案探微】中病与征候视角的项目列表总览。

除上图所示的病—征候综合分组外，这一视角也有按出现次数排序的分组，下图是首 20 个被提到最多的征候分组。点击这两个分组里的链接，下部即出现相关的医案链接，如下图所示。

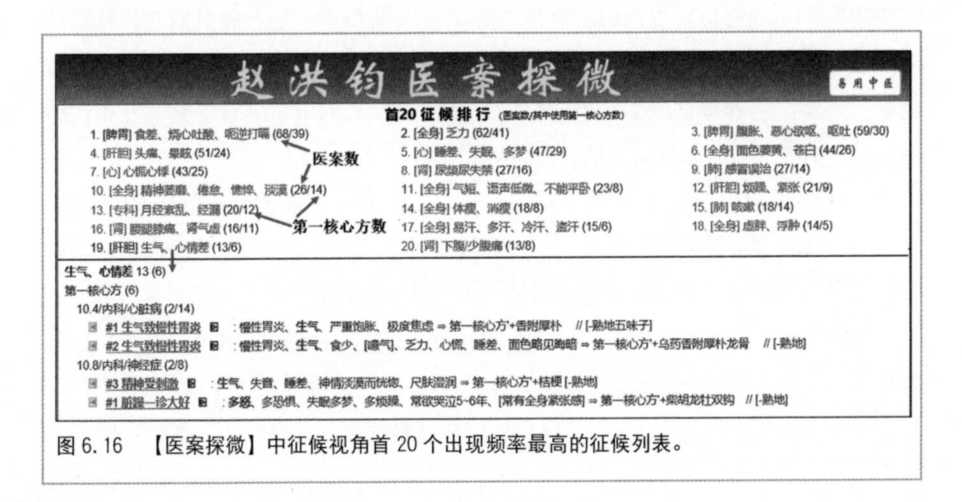

图 6.16 【医案探微】中征候视角首 20 个出现频率最高的征候列表。

此图中提到的“第一核心方”将在下一方剂视角里解释。

· 方剂 这个方剂视角的内容，是源自对赵洪钧《医学中西结合录》里近千个医案进行数据分析的结果，最初的目标是试图从中找出最常用的方剂。这个数据分析有一个假设：如果 2 个方子之间所用药物种类的数量相差不超过 20%，那其中的一方被视为从另一方加减而来。分析的结果发现，果然有近一半的方子，可视为从一个基本方加减而来。笔者称此基本方为“赵洪钧第一核心方”，由下面 5 个名方合成：

－四君子汤：人参　白术　茯苓　甘草

－二陈汤：陈皮　半夏　茯苓　甘草

－四物汤：当归　熟地　白芍　川芎

－桂枝汤：桂枝　白芍　大枣　生姜　甘草

［逍遥散］：白术　茯苓　甘草　当归　白芍　［柴胡］

+ 五味子　三仙（山楂　麦芽　神曲）

头 4 方是补气理气补血温里的常用名方，最后一个方子＜逍遥散＞的用药，除柴胡外，其实已包含在前面 4 方中。五味子以前很贵，现在相对便宜，补益效果不错；三仙则主要用于健脾胃。在临床实践中，从经济角度考虑，常以党参黄芪取代人参。笔者曾拿这个结果向赵老求证，获赵老的肯定不致答复，并指出他少用白术的原因主要是经济上的考虑。

《医学中西结合录》出版于 2009 年 1 月，【医案探微】的研发约开始于 2016 年左右，那时赵老的《临床带教答问》[2] 和《医学真传》[3] 已面世，书中所附医案的解释更为详细。特别是有些医案更说明是基于哪个名方加减而来，故这个视角里的医案均取自此两书合共约 230 个。2015 年出版的《医学真传》，赵老在第一章就开宗明义地说道：

“我殚精竭虑从医近 50 年，自觉最重要、最扼要、最能提纲挈领的心得只有一个字 —‘虚’”。

“虚则补之”，在 230 个医案里，超过一半（128）的应对方剂，都是以补虚为目标的第一核心方之加减方，不仅给上引的经验总结提供了一个来自临床实践的、最有力的注释，也为本书所强调、把有限的时间用在重点上的理念，指明了重点之所在。

进一步分析发现，减去的药物中以 3 种为主：白术、半夏和熟地。表 6.17 的内容乃据此而设计，即除全方外，其他的医案按所减药物分组，并根据同一组类别的医案数大于 10 或 5 者，以红或浅紫字体显示。图 6.17 展示这一组的列表格式。

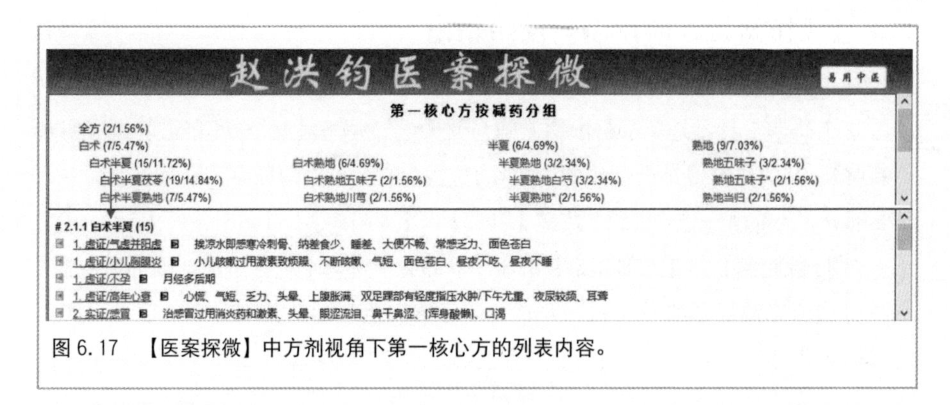

图 6.17 【医案探微】中方剂视角下第一核心方的列表内容。

• **药物** 这个排行来自对本书第二作者的医案用药分析。【药物探微】里也有这个视角，但与它不同的是，点击这个视角列表里的药物，可列出相关医案和统计，如下图所示。

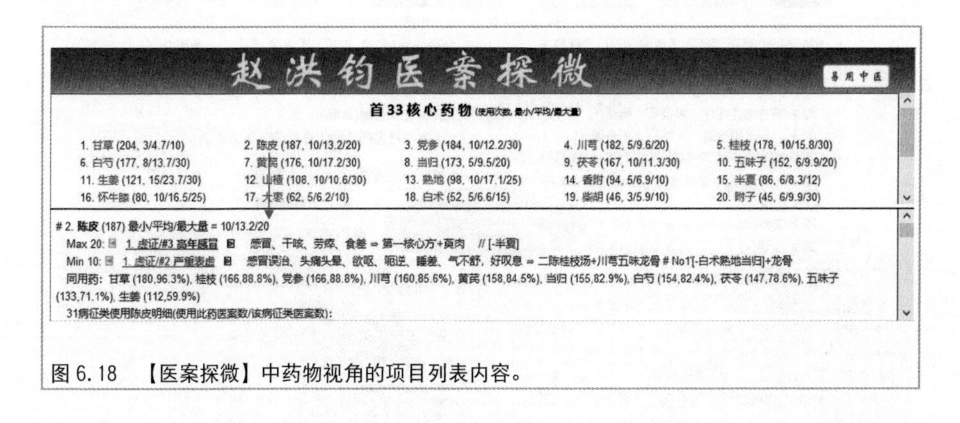

图 6.18 【医案探微】中药物视角的项目列表内容。

6.3 【《伤寒论》研读器】使用指南

这个工具的网址：www.zyydiy.com.cn/classic/sh.html。

这个研读工具，是基于赵洪钧老师与其大学导师马堪温 1995 年出版的《伤寒论新解》[4] 的研究成果而制作的。图 6.19 展示这个工具的界面，可分为上、中、下 3 部分。上部由一排“主题”按键【引言】、【太阳病】、【阳明 / 少阳病】、【太阴 / 少阴 / 厥阴病】和【方剂体系】组成。中部展示所选主题之下的详细可选内容，每一可选内容在标题的左（右）方有一蓝（黄）色按键，分别对应下部相同底色的文框，供用户指示工具将相关的内容在哪一个文框展示。下部由两排文框组成，每一排中的左文框展示条文，右文框展示出现在左文框里提到的方剂之组成。除【引言】外，点击主题按键不影响已在展示的文框内容。

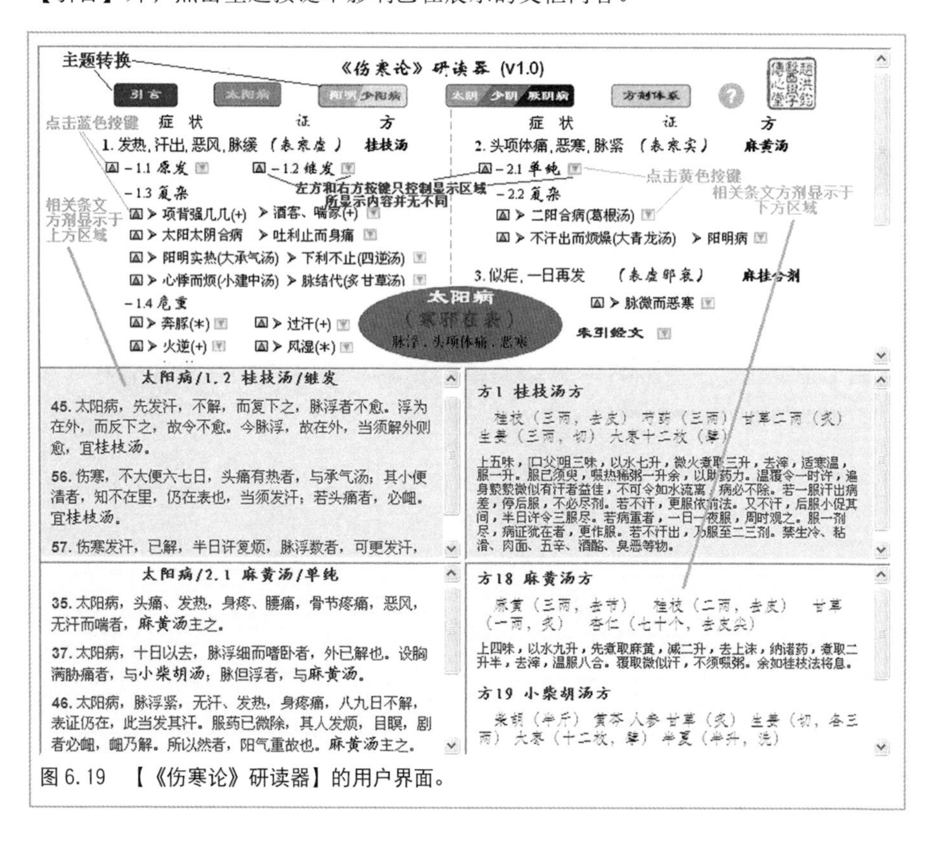

图 6.19 【《伤寒论》研读器】的用户界面。

主题虽然是按照《伤寒论》六经病的编排并作了压缩，但398条经文和113条经方所构成的整个伤寒体系，却是完全按照《伤寒论新解》第二章对六病的解构来分编到各主题之下。在纲目的表达上，尽量同时突出症状（征候）/证/方剂“三位一体”的理念；运用以纲统目的中华知识分类传统，把《伤寒论》的全部条文以方剂为抓手重新组织，改变了原来经文只以条文号排序的做法，从而让研读者更容易从与某方剂所对应之所有条文中，领会该方剂的功能与应用之精神。

有比较才能有鉴别；条文的对看是掌握伤寒精粹的不二法门，也是这个研读工具设计中最核心的理念之一。如上图所示，此网页界面下半部有两个上下并排的经文/方剂显示区，研读者可按其检视需要，随意从网页上部的纵览中选择同病或不同病的纲、目或方剂，即时在下部显示相关经文，实现纲与纲、纲与目、目与目、纲/目与方剂、方剂与方剂之间信息的“举而并之”，以助领悟经文之深层的、多方面的含义，从而达至最高的学习效率。

值得一提的是【方剂体系】主题。这个界面把113方归为10个“汤系”，分别是：桂枝汤，麻黄汤，四逆汤，柴胡汤，栀子豉汤，泻心汤，白虎汤，承气汤，五苓散和其他。这个界面让研读者可以从汤系角度，调出汤系内或汤系间任意2个方剂及其对应条文的出处，通过比较经文的异同，加深对《伤寒论》方剂立法的认识。

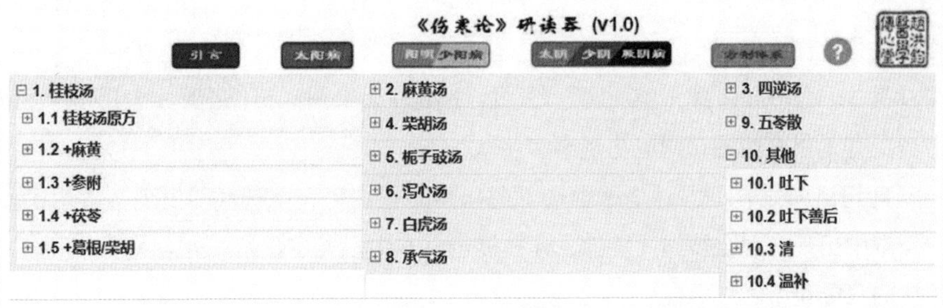

图6.20 《伤寒论》【方剂体系】主题下的10大“汤系”。

6.4 【《内经》用语检索器】使用指南

这个工具的网址：www.zyydiy.com.cn/chk_terms.html。

功能：用户提供想要检索的用语，工具把内经里有这些用语出现的篇章抽出来，一方面整理成统计信息，另一方面提供链接让用户可阅读原文。下图是这个工具的界面：

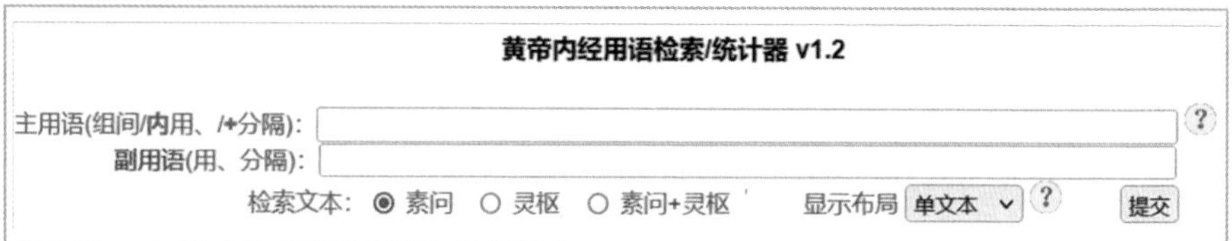

黄帝内经用语检索/统计器 v1.2

主用语(组间/内用、/+分隔):

副用语(用、分隔):

检索文本: ◉ 素问 ○ 灵枢 ○ 素问+灵枢 显示布局 单文本 ? 提交

图 6.21 【《内经》用语检索器】用户界面。

主用语为必有，即只有出现所列用语的篇章，才会中选被纳入统计；输入用语在展示文本中以红字显示。可输入多个用语并加以分组。同一组内的用语以‘＋’分隔，组与组间用‘、’分隔。同一组内的用语须同时出现才纳入统计。下面是几个输入主用语的例子，例子右方‘#’号后的文字解释符合该条件因而被纳入统计的篇章：

例 1：心＋肝＋脾＋肺＋肾 #1 组，5 个用语在同一篇章中须同时至少出现 1 次

例 2：心、肝、脾、肺、肾 #5 组，每组只有 1 个用语；5 组中至少有 1 组出现至少 1 次

例 3：心＋肝、脾＋肺＋肾 #2 组，1 组有 2 个用语，1 组有 3 个用语；2 组中至少有 1 组内的用语同时出现至少 1 次

副用语为或有，即对是否中选不起作用；但如果在中选（即出现必有用语）的篇章中出现，则会被纳入统计，且在展示文本中以蓝字显示。可输入多个用语，用语间只能用‘、’分隔。

注意：同一次输入的用语，应避免出现相同的字用于不同位置的情形，譬如同时输入“天气”和“气化”，因为如果文中出现“X 天气化 Y”的字句，这工具

会先检测到“大气”一词而忽略“气化”一词。

用户在设定输入用语和在【素问】、【灵枢】和【素问＋灵枢】3 选项中选择其中之一外，在点击【提交】按键前，应选择检索结果的展示布局。下图展示【显示布局】下 4 个选项所对应的检索结果界面。

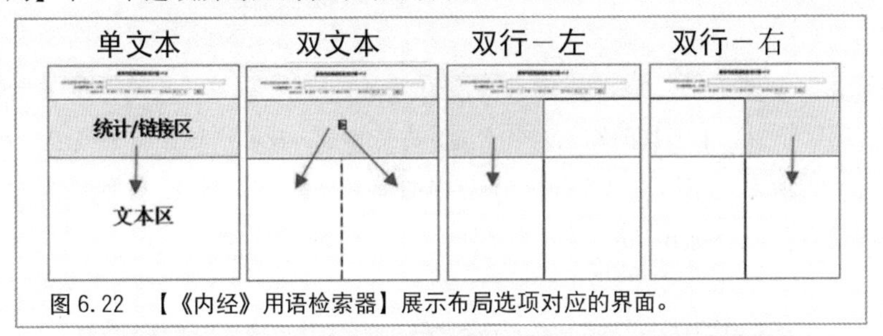

图 6.22　【《内经》用语检索器】展示布局选项对应的界面。

下面举 2 个例子，可以显示这个工具能如何帮助用户加深对《内经》的认识。第一个例子，用“心＋肝＋脾＋肺＋肾”为主用语，“毫毛腠理、脉”为副用语，【提交】后在统计结果中点击《刺要论》篇，可得出图 6.23 的结果。

检索《素问》结果

心+肝+脾+肺+肾: 39篇（篇题后有"*"者为王冰编入的“大论”[6]）

 # 毫毛腠理、脉: 1篇

刺要论篇第五十(11/6 [毫毛腠理(2)、脉(4)])

⊞ **# 脉: 33篇**

 # 不含任何副用语：5篇

本病论篇第七十三*(29:10/11/4/1/3), 气交变大论篇第六十九*(23:10/3/4/3/3), 气厥论篇第三十七(22:4/5/3/6/4), 标本病传论篇第六十五(9:5/1/1/1/1), 灵兰秘典论篇第八(6:1/2/1/1/1)

刺要论篇第五十

黄帝问曰：愿闻刺要。

岐伯对曰：病有浮沉，刺有浅深，各至其理，无过其道，过之则内伤，不及则生外壅，壅则邪从之，浅深不得，反为大贼，内动五藏，后生大病。

故曰，病有在**毫毛腠理**者，有在皮肤者，有在肌肉者，有在**脉**者，有在筋者，有在骨者，有在髓者。

是故刺**毫毛腠理**无伤皮，皮伤则内动**肺**，**肺**动则秋病温疟，泝泝然寒慄。

刺皮无伤肉，肉伤则内动**脾**，**脾**动则七十二日四季之月，病腹胀烦，不嗜食。

刺肉无伤**脉**，**脉**伤则内动**心**，**心**动则夏病**心**痛。

刺**脉**无伤筋，筋伤则内动**肝**，**肝**动则春病热而筋弛。

刺筋无伤骨，骨伤则内动**肾**，**肾**动则冬病胀腰痛。

刺骨无伤髓，髓伤则销铄（骨行）酸，体解（亻亦）然不去矣。

图 6.23　【《内经》用语检索器】展示主、副用语检索结果。

图 6.00 下部文框中所展示的《刺要论》的内容，最大的特点就是其具体内容，特别是皮肉等与五脏的关系，不能直接从阴阳五行中推衍出来，而只能是从生活经验中归纳总结而来。其次，此文中的第三段话，脉是与皮肤 / 肌肉 / 筋 / 骨 / 髓等实体排比的，而且后面的叙述也很明白地显示，脉是处于肉和筋之间的实体，即血管。

在第二个例子里，先选出 10 个主要在第 66- 第 74 篇等“大论”中常出现的用语，然后作为这个工具的输入对《素问》进行检索。我们把统计结果编成表 6.2。（注意，因所输入用语在《素问》81 篇中的大部分都没有出现，这些篇章被省略掉因而没有在表中列出。）

与运气学说有关用语在内经素问各篇出现次数统计

篇题	四气调神大论	阴阳应象大论		六节藏象论		天元纪大论	五运行大论	六微旨大论	气交变大论	五常政大论	六元正纪大论	刺法论	本病论	至真要大论
用语\篇号	2	5		9		66	67	68	69	70	71	72	73	74
化[1]	0	7		3		10	11	15	35	58	306	23	43	54
司天										12	6	6	10	31
在泉										12			3	24
升降							1	7	1		1	4	5	
甲子								1			2	7	4	
子午						1	1				1	1	2	
五运				2		4	1		3	1	7	1	1	
六气				1				2		1	5			6
太过[2]				3		2		1	11	1	12	4	20	
不及[3]		1		3		2	1	1	15	1	15	6	9	

[1] 19 篇含化字的非大论除表中 3 篇，只有《缪刺论》（14）和《灵兰秘典论》（3）含化字超过 2 个。
[2] 非大论只有 5 篇含“太过”，其中不在此表中的《玉机真藏论》15 见，余为 1 次。
[3] 非大论共有 8 篇含“不及”，其中《玉机真藏论》亦是 15 见，《刺齐论》4 见。

表 6.2 在“大论”用语检索基础上形成的数据分析。

众所周知，《素问》九篇“大论”中的七篇（66－74 除 72 和 73）为唐·王冰所撰，上表的用语分析数据，不仅支持这一论断，而且还凸显了一些此前似被忽略的细节。其一，绿色部分的 5 个用语，只出现在 66-74 篇中，包括 72、73 两篇，却没有出现在第 2 和第 5 两篇"大论"中（表中左方黑影掩盖的部分用以彰显此一事实）；而 72、73 这两篇，这 5 个用语出现的种类和次数，简直比其他"大论"还"大论"！

从上面的统计数据不难看出，前面 2 篇"大论"固然可能并非王冰所撰，但《刺法论》和《本病论》却极可能是出自王冰之手，而这 2 篇排在最后一篇大论之前，看来也是有意为之。

其次，王冰所撰入《内经》的私货，世称运气学说。运气一语，为五运六气的简称。查看上表，五运和六气在 55－74 各篇中至少有 1 个出现 1 次或以上，而在其他各篇中，只有《六节藏象论》中同时出现。另外 2 个大论常用语"太过"、"不及"，出现最多的是《玉机真藏论》，其次是《六节藏象论》。王冰的运气学说可能是从这两篇启发而来。（读者如有兴趣，可参看［5］的详细讨论。）

6.5　研习中医路线图（大纲）

在绪言里，我们提出用最短的时间进入中医之门的目标。至此，我们有足够的材料和手段助力读者达成此一目标。简言之，本研究所提炼出的 112 个证名、114 首方剂、141 个药物，可视为代表中医入门所需掌握的中医核心知识，且以半年为期达成。以此为"入门"情境，我们在从零开始到入门之间，进一步增加 2 个情境选项：一是不想深究、只想尽快把中医药用起来的"立用"情境；二是作为"浅尝"中医后再决定是否加大投入的"了解"情境。这 3 个情境之间不仅并不互相排斥，反而一是通过尽快助力读者把中医药迅速用起来，从收获效果中提高兴趣；二是既作为通向"入门"路上的界石，实际上也是为后面的学习奠基，使知识的获得与时间精神的投入成正比，而且半年左右的收益，能远超传统培训在相同时间内所能提供的。

我们在 4.2.3.3 里提到，现代人应对精神压力需要"心药"。这 3 个情境路线图的构想，也有着眼于这方面的考虑，即为非医学类专业人士，提供一个他们所从事的专业以外、可充实人生旅途又有实用价值的专业兴趣选项。

6.5.1 情境一：立用 — 从主诉找对策

【目标】学会使用【易用中医】查找适用的中医药应对常见的非危重病类。

【背景要求】中学文化程度；会使用电脑或手机软件。

【时程预算】20 ～ 60 分钟。

【中心主题】从实践中了解和体会中医的核心理念：扶正祛邪。

【必读章节】【易用中医】使用指南（6.1），传统 5 名方（4.2.3.3）。

【参考章节】证概念（3.2.3.2）：中医诊治观之理法方药（4.2）。

【网站工具】【易用中医】。

6.5.2 情境二：了解 — 中医核心知识初涉

【目标】初步了解作为传统中医知识概括的“理法方药、辨证施治”。

【背景要求】高中以上学历。

【时程预算】6 ～ 8 周，每天投入不少于 1 小时。

【中心主题】中医核心知识：理法方药、辨证施治。

【必读章节】证概念（3.2.3）；中医诊治观之治（4.2）；【中医探微】使用指南（5.3.2，6.2）。

【参考章节】第一至三章选读。

【网站工具】【中医探微】之核心证、方、药。

6.5.3 情境三：入门 — 初步掌握现代中医知识体系

【目标】掌握中医三观所阐释的的现代中医知识体系。

【背景要求】大学学历或具现代专业（医学类 3 年、非医学类 5 年以上）资历。

【时程预算】半年以上。

【中心主题】现代中医知识体系：中医三观，【自助中医】网站工具。

【必读章节】第 1-4 章，中医经典研究工具使用指南（6.3，6.4）。

【参考章节】第 5 章，【自助中医】网站参考文库（见附录 B）。

【网站工具】【中医探微】，【《伤寒论》研读器】，【《内经》用语检索器】。

参考文献

[1] 赵洪钧，《医学中西结合录》，人民卫生出版社，2011.01。

[2] 赵洪钧，《赵洪钧临床带教答问》，人民军医出版社，2010.12。

[3] 赵洪钧，《赵洪钧医学真传》，中国中医药出版社，2015.08。

[4] 马堪温、赵洪钧，《伤寒论新解》，中国中医药出版社，1995.12，第87-173 页。

[5] “从用语数据分析看九篇大论与内经其他篇章的关系”，萧铁，2018.08。（【中医新论参考文库】Ref 3.8）

总结

——成果与感悟

成果

本研究开始于应用现代信息技术提升中医学习效率，但本书所阐述的，已然超越工具研发的最初目标，而是尝试回答这样一个问题：当代中医应当如何通过对传统理论的继承与创新，在新时代履行“民族复兴、走向世界”的历史使命。我们的回答，即本书的副题：用现代人的语言和思维习惯阐释中医；更准确地说，是按照严谨的现代学术标准讲好中医专业知识，助力读者能在相对短的时间内，掌握可靠高效又实用的中医药知识 — 这既是中医理论现代化的必然要求，也是传统中医与现代社会有效融合的关键。

我们认为，从哲理导向往科技导向转变，是实现中医理论现代化的关键；而把中医理论的根基从传统的哲理思辨重新解读为逻辑思辨，则可说是往这个方向迈出的第一步。为此，本书首先从中国历史文化的大背景下检视中医的发展历程，结合半个世纪以来的考古发现，从历史发展的脉络中，梳理出一条线索：传统三哲理背后有一个共同的逻辑思维内核；并以这一原创性观点为据，强调三哲理作为传统中医理论的根据只是表象，源于对生活经验的逻辑思辨，才是这表象背后的实质，是中医理论的真正源泉。

前人用 3 个短语将中医知识高度概括为：理法方药，扶正祛邪，辨证施治；而其中的理，可有 2 个解读：一是理念、二是医理。我们以扶正祛邪为中医治病的核心理念；把辨证施治作为狭义中医医理的主题。（广义中医医理则除诊治外，还包含中医对生理和病理方面的认识。）至于中医知识体系构件的证名、方剂、药物 3 个关键知域具体内容的重点，则既以《内经》《伤寒论》等经典为起点，但更主要是立足于中医史、中医药大学教材，特别是“证候规范会议”和历代方剂整理等研究成果，结合第二作者超过半个世纪的中西医临床经验，通过去粗取精、去伪存真，应用 80/20 法则，经多视角的反复整合筛选而成。

本研究对中医理论的创新主要有 3 个方面：一是知识体系的框架设计，二是数据分析的广泛应用，三是作为知识载体的分工。

在体系框架方面，我们把传统中医知识，按照全世界通行的生理·病理·诊治（狭义医理）这个现代医学知识框架重新组织起来，合称为中医三观，以期扫除世人因不熟悉传统哲理，或对它抱有刻板认知而产生的、对中医思维的认知障碍。

本研究将中医经典对人体生理的相关论述汇编成中医生理观，并与现代生理常识比较。古人的认识虽然只达到全身和脏腑器官层次，但功能认识的正确性总体上达到 70% ～ 80%，这是与现代生理常识接轨的基础。在讲述的过程中，我们审视众多事实，特别是中国历史上仅有的几次人体解剖记载，说明古人对人体的生理认识，并非单纯来自哲理的“形而下”，而是对生活经验进行逻辑思辨的结果。由此出发，我们进一步对中医经典所强调的“气化”含义，作出等同黑盒子标签的全新解读。

中医病理观首先简述古人对病因的认识，从最初简单归因于天气，到强调外因通过内因而起作用。在追溯“证候”概念从仲景时代到当代的发展历程的基础上，我们确定“证”作为中医病理模型的独特角色，并把它置于现代逻辑函数的框架下重新定义，为人工智能的应用铺路。本研究运用数据分析，对这定义下的征候空间和证名空间的结构和特性进行分析，为其后的工具开发奠基。

在中医生理观和病理观的基础上，中医诊治观把如何辨证的问题拆分成四诊、辨证体系和体质学说 3 个方面解说。辨证之后如何治的具体内容，则按传统“理法方药”的知识框架加以解释。

我们主张，用事实、数据和逻辑说理。从本书的大量图表可知，本研究运用数据分析方法，广泛应用于本书触及的所有材料，从《内经》《伤寒论》《金匮要略》的条文用语，到中医药大学教材，以及征候 / 证名用语、历代方剂研究、医案用药等各个方面。数据分析的作用，一是落实 80/20 法则，辨识出具体知域的重点所在，如方、药的排行榜；二是为与分析对象相关的命题，提供超越基于个案的理据，譬如从药物排名看重点药物的时代变迁，即为扶正重于祛邪成为主流这一论断提供有力的数据支撑。通过数据分析，辨识出各知域的重点，进而构建以证为纲的同心圆结构，有助于建立或加强知域间的逻辑链条，达到增加中医理论的内在逻辑强韧度之目标。

迄今为止，市场上的中医书都受到纸本载体的制约，是学习传承效率低下的原因之一。本研究充分发挥现代网页信息技术的优势，把研究结果按其知识层次划归纸本或电子载体：凡属中医三观的内容，皆属概念层次的解说，归入纸本载体；其余属于5知域的具体内容，则归入电子载体，通过网页界面提供以证为纲的跨知域、多视角功能，让读者能轻松迅速调阅相关信息供学习研究。

从逻辑和理念上说，继承是保存和维护已经受实践检验、证明正确有用的精粹，而非不管对错、囫囵吞枣式地只是重复前人的论述；创新则是按照时代的需求，应用最新的原理和技术，构建与时俱进的知识理论体系。因此，本书所阐述的"中医三观"，和【自助中医】网站提供的几个工具，代表本研究贯彻既继承又创新的精神、在研发适合新时代的现代中医知识体系上所取得的两大成果。

感悟

笔者在开始认真研究中医之时，已从事芯片设计和电子产品的研发工作近30年，当时的初心是：以我掌握的信息技术，可以为中医做些什么"实事"？

上节所总结的"中医三观"和【自助中医】网站工具，是从这个初心出发，15年来在赵老指导下所取得的、值得与读者分享的具体成果。IT界的传奇、已故苹果电脑和手机创办人乔布斯曾有句名言："The journey is the reward"（这段旅程本身就是奖励）。笔者对此深有同感，愿在此书结束之际，与大家分享这段旅程中的诸多收获中的一些感悟，尤其是关于沿中医现代化道路前进上必须克服的一些障碍。

不过，在具体讨论这些障碍之前，应当对中医药目前的现状有一些大体的了解。

以1978年为起点，中国的改革开放到本书完稿之时（2023年底）已经45年，各条战线都已经发生翻天覆地的变化；相对而言，作为一个产业，中医整体（意即把纯中医和中西医结合算在一块）的变化不大；不仅如此，如果从全国医药服务所占资源和产出比重来看，中医与西医相比，现在比45年前恐怕还有所下降。与此同时，民众对中西医的疗效已经形成某些偏见，以至在新冠病毒流行初期，疫情爆发的中心地区的人们不愿服中药。这个现状如果继续下去，很难不与中华民族复兴的大势形成强烈的反差。问题出在哪里?

笔者从本研究在重构中医理论的过程中思考，以为问题可能出在中医对自己在现代医学中之定位的认知上，或可说是从领先世界到落后时代所产生的失落或无力感。

从文史的回顾可知，中医理论发轫于战国（距今约2500年前），创建于东汉（近2000年前）。战国时期同时成熟的传统三哲理，自西汉董仲舒将之与儒家学说结合后，成为当时人们认知的普遍真理，因此也被认同为中医理论的依据。此后中医与中国社会一道，在古代很长一段时间里领先世界。这个时期只有通过试错积累起来的经验和技术，严格意义上的现代科学并不存在 — 现代科学以望远镜的发明为标志诞生于17世纪，方法学以实验验证为主。虽然自17世纪开始，靠试错积累的中国技术逐渐失去领先地位，但即使迟至20世纪30年代，中医的疗效总体上仍未被西医超越。

这段跨越超过2千年的历史还应该从更深层次的思维模式上去理解。中国人的传统思维方式可概括为“形上为道，形下为器”，这与中国人“理性现实”的民族性格互为因果。传统三哲理可说都是对思维之“道”的表达，反映古人的思维能力有一个发展的过程，在运用抽象思维解决问题的过程中扮演着不同的角色，是经历长达几千年的集体脑力劳动的结晶，成为当时古人认识世界的成果。

道器之间本来应该是辩证的关系，但长期偏重道的倾向形成重道轻器的传统，在现代，它表现为重科学轻技术，这一偏差或可称为“科学情意结”。最能反映这种情意结的，莫过于把外国人口中的hi-tech（高技术）翻译为高科技，即使不懂英文的人，望文生义也会觉得合乎逻辑。这种情意结在中医界特别明显，表现为中医界力图通过“象思维”、“东方科学”之类的文献研究和话语操作，“论证”出传统中医理论具有内在的科学本质。

现代科学的特质之一是以实验验证为核心的方法学。换句话说，科学是用实验干出来的，半个实验都甭做，单凭钻故纸堆就想论证出一个古代或东方科学来，既不符合历史和现状，也与现代科学精神相抵触，不要说外国科学界不会接受，从事科学工作的中国人自己，大概也不会有几个人认同。但在中医界，这种心态十分普遍，导致对传统中医在现代医学中的定位产生错误的认知，结果必然导致原本应该用于中医科研的资源被错配、误用。

中医界想将中医定位为科学的心态，可能还有二分法思维的根源。用二分法看世界，自然容易把所有东西分成科学和非科学，而非科学则被等同为迷信。在科技已成为世界发展主导力量的今天，一方面是希望成为科学的一员，另一方面，也许有害怕被归类为迷信的顾虑，毕竟，阴阳五行这两个被视为传统中医理论根据的哲理，在五四时代就曾被形容为“二千年来迷信之大本营”。

解开这个认知上的纠结，关键在于如何解读中国人民族性格中的“理性”标识，尤其是准确认识它与科学的关系。我们主张，比较符合客观实际的认识或解读是：**逻辑是理性的底线，科学是理性的最高形式**，因为科学需要一定的知识积累和技术条件；故此，非科学并不等于迷信，而是当中有一大片理性的空间 — 譬如技术，即属于这片空间中最重要的理性行为。基于这个理解，不必强求把传统中医定位为科学（事实上不是），但必须坚守理性的底线；故可以而且应当强调，传统中医理论来源于对生活经验的逻辑思辨，所积累起来的经验知识是现代医学的有效补充。

另一方面，关于科学和技术的关系，还有一个很值得注意的新趋势。在现代科学发展起始阶段的前几个世纪，科学理论的重大发现相对频密；但以 20 世纪后期高技术的出现为标志，像相对论或 DNA 这个级别的科学突破越来越少，但由半导体技术所引发的电脑、互联网、手机到现在的电池、AI 等具颠覆性的技术革命却越来越频繁，而且有交织壮大之势，比以前的科学突破，对社会发展的影响更即时和巨大。这些技术革命的共同特点是，效率的大幅提升对既有经济秩序带来破坏性影响。与其他行业相比，中医药更需要积极利用这些新技术提升效率以应对时代大变局。

基于以上思路，我们通过知识结构创新、内容整合、重点辨识、证候定义、数据分析、电子载体、网页工具开发等多种途径，在增强中医理论内在逻辑强韧度的同时，把采纳新思路、新技术、提升中医药传承效率作为本研究可以达成的主要目标。逻辑上说，正是因为传统中医还没有达到科学的高度，现代中医才需要通过知识结构和方法学上的改革创新，让传统中医追上时代，在实现从哲理主导向科技主导的转型期，通过开发新技术提升效率以积聚能量。

这当然不排除而且鼓励现代中医在条件具备时向科学进军。但应当同时对中医科研提出明确的要求：要以解决“知其所以然”为目标，搞清楚中医许多属于经验论述的发生机制，而非仅仅进行双盲实验之类的低阶操作性科学实验证明某方某药有效。特别应该针对一些涉及中医理论基础的重大问题如中药药性或脉象、舌象等，开展能让中医理论真正具备科技含金量的基础研究，而不应满足于重复古人很多时是相互矛盾的论述。

这个旅程中所碰到这类“知其然”的例子真是多不胜数，随手可拾：

- “十八反”明言甘遂不可与甘草同用，但民间用此 2 药却可治肝腹水；
- 麻黄汤与麻杏石甘汤就只差一药：前者用桂枝，后者用石膏；而后者似能“缓释”麻黄的应急反应药效，两汤的麻黄在人体起效的机制有什么不同？
- 蝉蜕似对头面部的消炎止痛有特效，是否与能通过血脑屏障的成分有关？

中医药确实是一个宝藏，但古代文献所见基本上只是“知其然”，其背后的“所以然”才是真正的“宝”之所在，而开采提炼这些宝物有赖于现代科技。希望有志于“寻宝”的青年学子们，发挥更多的好奇心、更大的想象力，进而能以屠呦呦为榜样，在应用现代科技解开中医疗效背后的机制上有更大的贡献和突破。

在整合的过程中，传统中医知识结构散漫和缺乏重点的缺点异常突出，即使是大学的教科书，也缺乏有效的整合，譬如方剂药物的分类，结构和排序都不同，明显就是缺乏顶层设计的结果。近年国内提倡的“顶层设计”思路，可说为解决此类问题指明了方向；对发挥 1+1 大于 2 的理想系统效益而言，更属必不可少的举措。由此看来，在加强中医理论的逻辑强度和找到成为科学中医的突破口之间，以信息技术为依托，以提高效率为目标，以中医理论现代化、中医药大数据模型开发、AI 应用等为抓手，中医药仍然有巨大的改革创新空间。

由于学识和资源所限，本书所倡议的中医三观对传统中医知识的整合，难免有许多不足和缺点。但如果这书和所开发的工具，确能如我们的主观愿望那样，助力读者在最短的时间里，掌握最为核心实用的中医药知识，那么，笔者和赵老的心愿就算是达成了。

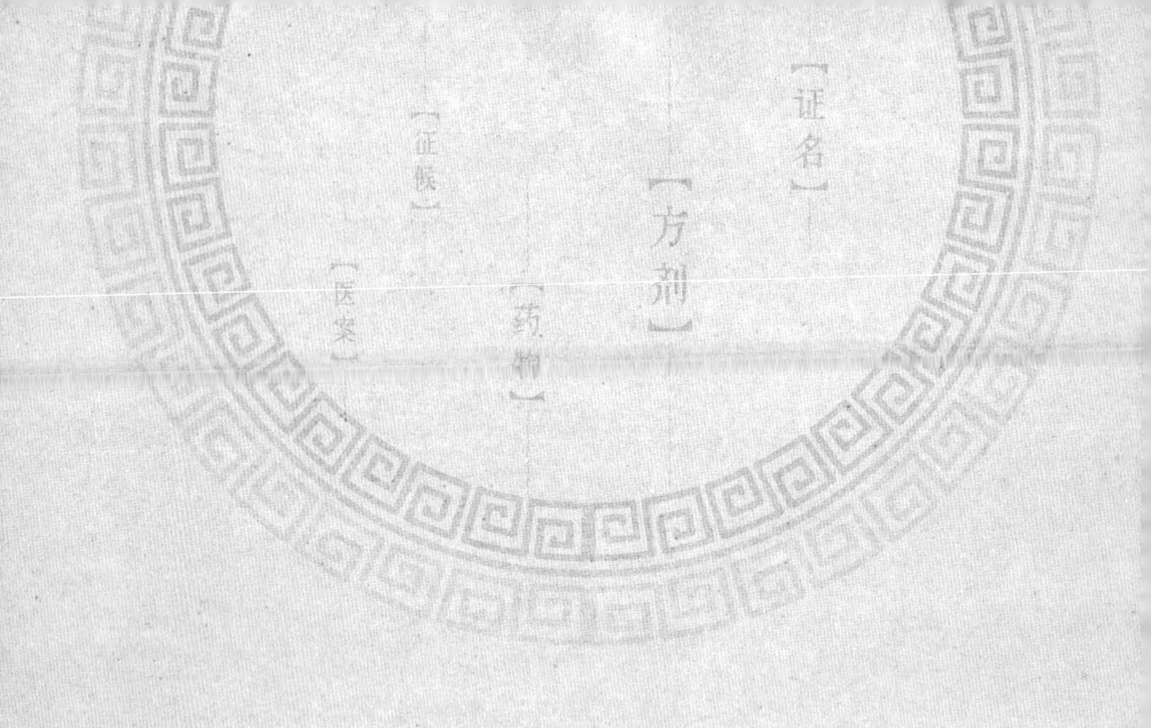

附 录

附录 A.1【证候探微】114 方剂排行榜

排名	方名	注1	朝代	编著	出处
1	**四君子汤**	T16	宋	【官】	《圣济总录》
2	二陈汤	T18	宋	【官】	《和济局方》
3	六君子汤	T2	明	虞抟	《医学正传》
4	**补中益气汤**	T1	金	李东垣	《内外伤辨惑论》
5	四物汤	T11	唐	蔺道人	《仙授理伤续断方》
6	**归脾汤**	T12	明	薛己	《正体类要》
7	**逍遥散**	T39	宋	【官】	《和济局方》
8	**肾气丸**	T3	东汉	张仲景	《仲景方》
9	**六味地黄丸**	T7	宋	钱乙	《小儿药证直诀》
10	**桂枝汤**	T51	东汉	张仲景	《仲景方》
11	真武汤	T29	东汉	张仲景	《仲景方》
12	**五苓散**	T10	东汉	张仲景	《仲景方》
13	**苓桂术甘汤**	T37	东汉	张仲景	《仲景方》
14	龙胆泻肝汤	T24	清	汪昂	《医方集解》
15	**血府逐瘀汤**	T64	清	王清任	《医林改错》
16	黄连阿胶汤	T56	东汉	张仲景	《仲景方》
17	泻心汤	T35	东汉	张仲景	《仲景方》
18	**理中汤**	T15	东汉	张仲景	《仲景方》
19	**小青龙汤**	T36	东汉	张仲景	《仲景方》
20	**炙甘草汤**	T60	东汉	张仲景	《伤寒论》
21	半夏泻心汤	T43	东汉	张仲景	《伤寒论》
22	**大承气汤**	T4	东汉	张仲景	《仲景方》
23	小柴胡汤	T5	东汉	张仲景	《仲景方》
24	**白虎汤**	T13	东汉	张仲景	《仲景方》
25	八珍汤	T22	明	虞抟	《医学正传》
26	当归四逆汤	T30	东汉	张仲景	《仲景方》
27	生脉散	T44	金	李东垣	《内外伤辨惑论》
28	**礞石滚痰丸**	T27	明	徐彦纯	《玉机微义》
29	全真一气汤	T-	清	冯兆张	《冯氏锦囊秘录》
30	**麻黄附子细辛汤**	T63	东汉	张仲景	《仲景方》
31	麻杏石甘汤	T82	东汉	张仲景	《仲景方》
32	柴胡加龙骨牡蛎汤	T181	东汉	张仲景	《伤寒论》
33	越婢加术汤	T170	东汉	张仲景	《金匮要略》
34	**茵陈蒿汤**	T172	东汉	张仲景	《仲景方》
35	酸枣仁汤	T230	东汉	张仲景	《金匮要略》
36	甘露消毒丹	T280	清	叶桂	《医效秘传》
37	杞菊地黄丸	T176	元	滑寿	《麻疹全书》
38	栀子豉汤	T103	东汉	张仲景	《伤寒论》
39	**吴茱萸汤**	T19	东汉	张仲景	《仲景方》
40	**藿香正气散**	T101	宋	【官】	《和济局方》
41	大柴胡汤	T17	东汉	张仲景	《仲景方》
42	**麻黄汤**	T20	东汉	张仲景	《仲景方》
43	**四逆汤**	T31	东汉	张仲景	《伤寒论》
44	小建中汤	T45	东汉	张仲景	《伤寒论》
45	**八正散**	T164	宋	【官】	《和济局方》
46	胃苓汤	T67	宋	骆龙吉	《增补内经拾遗方论》
47	犀角地黄汤	T87	唐	孙思邈	《备急千金要方》
48	安宫牛黄丸	T-	清	吴塘	《温病条辨》
49	至宝丹	T298	宋	苏轼、沈括	《苏沈良方》
50	当归龙荟丸	T78	金	刘完素	《黄帝素问宣明论方》
51	镇肝熄风汤	T-	民初	张锡纯	《医学衷中参西录》
52	柴胡疏肝散	T220	明	王肯堂	《证治准绳》
53	一贯煎	T23	清	魏之琇	《续名医类案》
54	暖肝煎	T285	明	张景岳	《景岳全书》
55	**保和丸**	T247	元	朱震亨	《丹溪心法》
56	桂枝甘草汤	T227	东汉	张仲景	《仲景方》
57	**桑菊饮**	T272	清	吴塘	《温病条辨》
58	保元汤	T96	金	李东垣	《兰室秘藏》
59	**银翘散**	T235	清	吴塘	《温病条辨》
60	知柏地黄丸	T95	明	吴昆	《医方考》
61	苓甘五味干姜细辛汤	T-	东汉	张仲景	《伤寒论》
62	清燥救肺汤	T198	清	喻昌	《医门法律》
63	沙参麦冬汤	T-	清	吴塘	《温病条辨》
64	苏子降气汤	T-	唐	孙思邈	《备急千金要方》
65	真人养脏汤	T-	宋	【官】	《和济局方》
66	**天台乌药散**	T-	金	李东垣	《医学发明》
67	河车大造丸	T-	明	吴旻	《扶寿精方》
68	竹叶石膏汤	T25	东汉	张仲景	《仲景方》
69	凉膈散	T47	宋	【官】	《和济局方》
70	甘草干姜汤	T53	东汉	张仲景	《仲景方》
71	**参附汤**	T38	宋	严用和	《严氏济生续方》
72	四逆散	T69	东汉	张仲景	《仲景方》
73	大青龙汤	T98	东汉	张仲景	《仲景方》
74	加减玉女煎	-	清	吴塘	《温病条辨》
75	定喘汤	T-	明	张时彻	《摄生众妙方》
76	旋覆代赭汤	T-	东汉	张仲景	《伤寒论》
77	**左归丸**	T215	明	张景岳	《景岳全书》
78	芍药汤	T245	金	刘完素	《素问病机气宜保命集》
79	羚角钩藤汤	T-	清	俞根初	《重订通俗伤寒论》
80	天王补心丹	T-	明	薛己	《校注妇人良方》
81	清胃散	T114	金	李东垣	《脾胃论》
82	黄芪桂枝五物汤	T158	东汉	张仲景	《仲景方》
83	导赤散	T168	宋	钱乙	《小儿药证直诀》
84	麻子仁丸	T174	东汉	张仲景	《伤寒论》
85	**清营汤**	T-	清	吴塘	《温病条辨》
86	**右归饮**	T-	明	张景岳	《景岳全书》
87	增液汤	T-	清	吴塘	《温病条辨》
88	白头翁汤	T185	东汉	张仲景	《仲景方》
89	桑螵蛸散	T247	宋	寇宗奭	《本草衍义》
90	百合固金汤	T259	明	周之干	《慎斋遗书》
91	养阴清肺汤	T274	清	郑梅涧	《重楼玉钥》
92	黄芩汤	T276	东汉	张仲景	《仲景方》
93	**清瘟败毒散**	T300	清	余师愚	《疫疹一得》
94	止嗽散	T253	清	程钟龄	《医学心悟》
95	膈下逐瘀汤	T-	清	王清任	《医林改错》
96	实脾饮	T-	明	朝鲜金礼蒙	《医方类聚》
97	平补镇心丹	T-	宋	【官】	《和济局方》
98	朱砂安神丸	T-	金	李东垣	《内外伤辨惑论》
99	人参胡桃汤	T-	宋	王璆	《是斋百一选方》
100	琼玉膏	T-	宋	洪遵	《洪氏集验方》
101	八物肾气丸	-	元	朱震亨	《丹溪心法》
102	茵陈术附汤	-	清	程钟龄	《医学心悟》
103	清宫汤	-	清	吴塘	《温病条辨》
104	定振丸	-	明	王肯堂	《证治准绳》
105	黄连温胆汤	-	清	陆廷珍	《六因条辨》
106	缩泉丸	-	宋	陈自明	《妇人良方》
107	金锁固精丸	-	清	汪昂	《医方集解》
108	巩堤丸	-	明	张景岳	《景岳全书》
109	牛黄承气汤	-	清	吴塘	《温病条辨》
110	补肝汤	-	清	吴谦	《医宗金鉴》
111	养心汤	-	明	王肯堂	《证治准绳》
112	滋燥养荣汤	-	明	王肯堂	《证治准绳》
113	清燥润肠汤	-	清	费伯雄	《医醇賸义》
114	厚朴温中汤	-	金	李东垣	《内外伤辨惑论》

注1. T<#>中数字为《皕一》首300排名；T-表示该方剂在《皕一》中排名首300以外；-表示该方剂不在《皕一》中

黑体字方剂表示赵洪钧所著《方药指迷》有该方的详解

附录 A.2【中药探微】141 药物排行榜

排行	药名	功效	药性	排行	药名	功效	药性	排行	药名	功效	药性
1	**甘草**	补气	平	2	**人参**	补气	平	3	**当归**	补血	温
4	**党参**	补气	平	5	白芍	补血	微寒	6	**茯苓**	利水	平
7	**桂枝**	发散	温	8	白术	补气	温	9	**川芎**	活血	温
10	**半夏**	痰喘	温	11	**黄芩**	清热	寒	12	**陈皮**	理气	温
13	**生地**	凉血	寒	14	**大黄**	泻下	寒	15	**大枣**	补气	温
16	**熟地**	补血	微温	17	**黄连**	清热	寒	18	**附子**	温里	大热
19	**防风**	发散	微温	20	**柴胡**	发散	微寒	21	**桔梗**	痰喘	平
22	**黄芪**	补气	微温	23	**厚朴**	化湿	温	24	**麦冬**	补阴	微寒
25	**麻黄**	发散	温	26	**石膏**	清热	大寒	27	**泽泻**	利水	寒
28	**苍术**	化湿	苦，温	29	**栀子**	清热	寒	30	**菊花**	发散	微寒
31	**羌活**	发散	温	32	**黄柏**	清热	寒	33	**五味子**	收涩	温
34	**丹皮**	凉血	微寒	35	**知母**	清热	寒	36	**山药**	补气	平
37	**枳实**	理气	温	38	**木香**	理气	温	39	**连翘**	清热	微寒
40	**细辛**	发散	温	41	**枳壳**	理气	微寒	42	**白芷**	发散	温
43	**升麻**	发散	微寒	44	**香附**	理气	平	45	**芒硝**	泻下	寒
46	**桃仁**	活血	平	47	**葛根**	发散	凉	48	**滑石**	利水	寒
49	**玄参**	凉血	微寒	50	**阿胶**	补血	平	51	**山萸肉**	收涩	微温
52	**牡蛎**	肝风	微寒	53	**薄荷**	发散	凉	54	**独活**	祛风	微温
55	**牛膝**	活血	平	56	**钩藤**	肝风	凉	57	**干姜**	温里	热
58	赤芍	凉血	微寒	59	荆芥	发散	微温	60	猪苓	利水	平
61	**补骨脂**	补阳	温	62	**益母草**	活血	微寒	63	**川贝**	痰喘	微寒
64	砂仁	化湿	温	65	天冬	补阴	寒	66	前胡	痰喘	微寒
67	**决明子**	清热	微寒	68	**薏苡仁**	利水	凉	69	**远志**	安神	温
70	**菟丝子**	补阳	平	71	**龙骨**	安神	平	72	藿香	化湿	微温
73	僵蚕	肝风	平	74	**丹参**	活血	微寒	75	**乳香**	活血	温
76	**乌药**	理气	温	77	**金樱子**	收涩	平	78	**红花**	活血	温
79	**枸杞子**	补阴	平	80	甘遂	泻下	寒	81	杜仲	补阳	温
82	**金银花**	清热	寒	83	天花粉	清热	微寒	84	**没药**	活血	平
85	瓜蒌	痰喘	寒	86	**茵陈**	利水	微寒	87	**吴茱萸**	温里	热
88	石菖蒲	开窍	温	89	**苏叶**	发散	温	90	**龙胆**	清热	寒
91	**防已**	祛风	寒	92	**酸枣仁**	安神	平	93	**车前子**	利水	微寒
94	**肉苁蓉**	补阳	温	95	**首乌藤**	安神	平	96	**三七**	止血	温
97	**牛蒡子**	发散	寒	98	**王不留行**	活血	平	99	**莱菔子**	其他	平
100	鹿茸	补阳	温	101	**路路通**	祛风	平	102	天南星	痰喘	温
103	鳖甲	补阴	寒	104	**山楂**	其他	微温	105	桑白皮	痰喘	寒
106	地骨皮	清热	寒	107	秦艽	祛风	平	108	川楝子	理气	寒
109	莲子	收涩	平	110	五灵脂	活血	温	111	旋覆花	痰喘	微温
112	冰片	开窍	微寒	113	天麻	肝风	平	114	穿山甲	活血	微寒
115	火麻仁	泻下	平	116	肉豆蔻	收涩	温	117	**沙参**	补阴	微寒
118	蒲黄	止血	平	119	延胡索	活血	温	120	石斛	补阴	微寒
121	香薷	发散	微温	122	地龙	肝风	寒	123	羚羊角	肝风	寒
124	**竹茹**	痰喘	微寒	125	木瓜	祛风	温	126	郁金	活血	寒
127	续断	补阳	微温	128	益智仁	补阳	温	129	**薤白**	理气	温
130	**莪术**	活血	温	131	**三棱**	活血	平	132	骨碎补	活血	温
133	五倍子	收涩	寒	134	威灵仙	祛风	温	135	龟甲	补阴	寒
136	淫羊藿	补阳	温	137	女贞子	补阴	凉	138	锁阳	补阳	温
139	雷公藤	祛风	寒	140	辛夷	发散	温	141	青蒿	清热	寒

黑体字表示该药在赵老用药单子内（赵98）

附录 A.3【证候探微】所引医案之医家排行榜

医案#	医家#	医家累计 #	医家累计 %	医案累计 #	医案累计 %	医家
51	1	1	0.50%	51	8.70%	刘渡舟
23	1	2	1.01%	74	12.44%	门纯德
19	2	4	2.02%	112	18.82%	矢数道明, 张文选
15	2	6	3.03%	142	23.87%	赵明锐, 马光亚
11	3	9	4.55%	175	29.41%	聂惠民, 赵守真, 姜春华
10	1	10	5.05%	185	31.09%	颜德馨
9	4	14	7.07%	221	37.14%	蒲辅周, 魏之绣, 冯兆张, 岳美中
8	3	17	8.59%	245	41.18%	薛己, 吴篪, 大塚敬节
7	5	22	11.11%	280	47.06%	范文甫, 俞长荣, 吴佩衡, 赖良蒲, 李斯炽
6	8	30	15.15%	328	55.13%	王堉, 温载之, 邢锡波, 李中梓, 吴少怀, 张路玉, 权依经, 林上卿
5	3	33	16.67%	343	57.65%	喻嘉言, 孙一奎, 姚和清
4	7	40	20.20%	371	62.35%	万密斋, 刁本恕, 许叔微, 李用粹, 祝谌予, 江应宿, 周慎斋
3	19	59	29.80%	428	71.93%	费绳甫, 程杏轩, 胡希恕, 何绍奇, 许履和, 袭沛然, 浅田宗伯 ……
2	28	87	43.94%	484	81.34%	从略
1	111	198	100.00%	595	100.00%	从略

附录 B【自助中医】网站中医研究资源一览

资源名称	性质	网址	备注
【易用中医】	工具	www.zyydiy.com.cn	详见6.1
【中医探微】	工具	www.zyydiy.com.cn	详见6.2
【《伤寒论》研读器】	工具	www.zyydiy.com.cn/sh_intf.html	详见6.3
【《内经》用语检索器】	工具	www.zyydiy.com.cn/chk_terms.html	详见6.4
【中医体质评估器】	工具	www.zyydiy.com.cn/tcm_phys_class.html	详见4.1.2.3
本书参考文库	文库	www.zyydiy.com.cn/refs_lib/zyxl/	各章参考网文*
赵洪钧中医研究文选	文库	www.zyydiy.com.cn/refs_lib/zhao/	
梁小铁中医研究文选	文库	www.zyydiy.com.cn/refs_lib/leung/	
其他中医文选	文库	www.zyydiy.com.cn/refs_lib/misc/	

* 此文库所收录的，实际上是网上无收费文章的链接

中医新论纲要

——用现代人的语言和思维习惯阐释中医

出 品 人： 梁小铁　赵洪钧

编 委 会： 严中则　杨敏

封面设计： 冯自培

书名题字： 唐渝生

出　　版： 大公报出版有限公司
香港仔田湾海旁道七号兴伟中心 29 楼
电　　话： 2873 8288

印　　刷： 利高印刷有限公司
香港葵涌大连排道 21-33 号宏达工业中心 9 楼 11 室

版　　次： 2024 年 7 月初版

国际书号： ISBN978-962-582-000-2

定　　价： 港币 248 元